COMO AJUDAR UMA PESSOA COM DEPRESSÃO

Blucher

COMO AJUDAR UMA PESSOA COM DEPRESSÃO

Felippe Borges

Como ajudar uma pessoa com depressão

Editora Edgard Blücher Ltda.

Publisher Edgard Blücher
Editor Eduardo Blücher
Coordenação editorial Jonatas Eliakim
Produção editorial Luana Negraes
Preparação de texto MPMB
Diagramação Negrito Produção Editorial
Revisão de texto Cristine Akemi Sakô
Capa Leandro Cunha
Imagem da capa Iracema, de Antônio Parreiras (1909). Óleo sobre tela, 60,5 x 93 x 2 cm.

Blucher

Rua Pedroso Alvarenga, 1245, 4º andar
04531-934 – São Paulo – SP – Brasil
Tel.: 55 11 3078-5366
contato@blucher.com.br
www.blucher.com.br

Segundo o Novo Acordo Ortográfico, conforme 5. ed. do *Vocabulário Ortográfico da Língua Portuguesa*, Academia Brasileira de Letras, março de 2009.

Dados Internacionais de Catalogação
na Publicação (CIP)
Angélica Ilacqua CRB-8/7057

Borges, Felippe
Como ajudar uma pessoa com depressão / Felippe Borges. – São Paulo : Blucher, 2022.
118 p.

Bibliografia
ISBN 978-65-5506-420-9

1. Depressão mental. 2. Psicologia. I. Título.

22-4811 CDD 616.8527

Índice para catálogo sistemático:
1. Depressão mental

Out there in the dark, there's a beckoning candle.

Elvis Presley

Conteúdo

Prefácio

A primeira coisa que costumamos fazer quando nos apresentamos é dizer os nossos nomes. Imediatamente depois, costumamos completar com nossas profissões. Assim, permita-me que eu me apresente à moda antiga. Oi, meu nome é Felippe. Felippe Borges, para ser mais preciso. Eu sou psicólogo.

Se você quer saber, eu amo a psicologia, mas nem sempre quis ser psicólogo. Quero dizer, qual criança do planeta gostaria de ser um psicólogo?

Na minha época – e mesmo hoje, sendo sincero – não existiam séries de TV, filmes ou desenhos que retratassem o papel do psicólogo como algo, digamos, surpreendente ou essencial.

O meu primeiro contato com a psicologia se deu assistindo ao desenho do Charlie Brown (ou *Peanuts*, se preferir) em algum canal de programação infantil no início dos anos 2000.

Em um dos episódios que ficaram vivos em minha memória, Charlie Brown está melancólico ao visualizar sua lista de metas do ano e não ter nenhuma delas preenchida. Sem saber o que fazer e afoito para completar ao menos alguns dos itens do seu checklist, Charlie Brown busca um conselho de Lucy, que oferece sessões e conselhos psiquiátricos por míseros cinco centavos na esquina da sua rua.

A solução que Lucy propõe a Charlie Brown é simples, mas certeira: abandone as metas impossíveis e abrace metas mais realistas para a sua vida.

Faz sentido, certo? Não para Charlie Brown, que continua melancólico, pois agora tem uma lista enorme de atividades realistas que, pela quantidade, tornaram-se irreais novamente.

Essa situação retirada de Charlie Brown é um exemplo bem-humorado, mas, é claro, um tanto caricaturizado do papel de um psicólogo ou de um psiquiatra. Aqui, Lucy é apresentada como a dona da verdade, uma espécie de guru espiritual que oferece os melhores conselhos a troco de algumas moedas. E, se você não melhorou com seus ensinamentos, bom, aí a culpa é sua.

Não quero trazer a responsabilidade de um tratamento fiel da atividade clínica para um desenho infantil, mas sugiro um exercício de meditação: você consegue citar mais de dois ou três exemplos de produções culturais que valorizam o papel de uma terapia?

Hoje em dia, encontrar esses exemplos se tornou mais fácil. Existem mais filmes e séries de televisão que retratam a psicologia longe de estereotipias ou preconceitos, como, por exemplo, a série Psi, do psicanalista Contardo Calligaris, ou Sessão de Terapia, produzida por Selton Mello. Essas séries contribuem para a elevação e democratização da psicologia no imaginário popular, mas ainda não são suficientes para alterar os mitos que cercam a profissão. A verdade é que falar sobre saúde mental ainda é um grande tabu.

A psicóloga Lori Gottlieb relata de forma bem-humorada em seu livro *Talvez Você Deva Conversar com Alguém* a história de um paciente que tinha dificuldades de se abrir com a sua esposa. O curioso dessa história narrada por Gottlieb é que o paciente conseguia dizer e dividir abertamente com a mulher todos os seus problemas, inclusive os frequentes distúrbios intestinais (leia-se: diarreia). No entanto, de forma alguma ele conseguia se manifestar a respeito de suas ansiedades e temores provenientes da sua condição mental.

Expor para alguém nossas vulnerabilidades, mesmo que essa pessoa seja a nossa própria esposa, pode ser um pesadelo para alguns. Diante das inúmeras responsabilidades da vida e das pressões da rotina, falar sobre sentimentos tornou-se algo supérfluo. Charlie Brown consultando Lucy não passa de uma caricatura. Mas é preciso mudar isso.

Na minha família, sempre foram contadas histórias de tios ou parentes que, a partir de determinado acontecimento em suas vidas, abandonaram relacionamentos, empregos ou atividades de lazer de forma repentina e permanente.

Um dos exemplos marcantes e que sempre era assunto nas rodas familiares era o do meu falecido tio Leonardo.

Leonardo era um típico trabalhador do centro de São Paulo. De segunda a sexta, trabalhava como servente de pedreiro para um escritório de engenharia da região. Aos finais de semana, fazia alguns bicos também como pedreiro para complementar a renda. Para lidar com a tensão da sua rotina, Leonardo tinha como válvula de escape seus amigos, a música e a bebida – esta para o terror da minha tia, é claro.

A vida boêmia e trabalhadora de Leonardo, porém, um dia chegou ao fim: uma consequência da diabetes que carregava desde pequeno o obrigou a amputar parte de sua perna.

O corte seria apenas abaixo do joelho, dizia o médico com seu jaleco branco para tentar acalmar um pouco Leonardo. A tentativa do médico de tranquilizar paciente e família não tornou as coisas menos difíceis. Do dia para a noite, todo o estilo de vida de Leonardo mudaria completamente.

Leonardo, é preciso dizer, nunca foi chegado em ir ao médico. Mesmo cansado ou doente, preferia permanecer em casa e esperar que o tempo ("e Deus", como dizia) resolvesse seus problemas.

Leonardo se juntou ao número gigantesco de homens que não realizam exames médicos. Enquanto as mulheres demonstram cuidado maior em relação à saúde, parte dos homens teme que ir ao médico ou buscar ajuda signifique fraqueza ou perda de virilidade (AGÊNCIA EINSTEIN, 2020).

Conta-se que, depois da cirurgia, Leonardo nunca mais foi o mesmo. Mesmo recebendo apoio emocional e financeiro de familiares, o jovem boêmio e trabalhador foi aos poucos definhando. Para piorar ainda mais a situação, em poucos meses após a cirurgia, sua esposa o deixou por não conseguir suportar o novo estilo de vida da família.

Quando eu nasci, já tinham se passado alguns anos desde que Leonardo havia amputado sua perna. Eu nunca conheci meu tio boêmio, trabalhador e amante da música. O Leonardo que eu conheci era um que não saía de casa, que vivia reclamando do barulho feito pelos sobrinhos e que, em suma, gostava de ficar só, lendo jornal ou assistindo à televisão.

Entre meus primos, gostávamos de fazer piadas sobre meu tio e desabafar o quanto o achávamos preguiçoso e resmungão. Alguns familiares concordavam com nossa visão infantil (por sinal, também resmungona) entre risadas tímidas.

Naquela época, eu não tinha conhecimento do que seria um transtorno mental – e eu chuto que ninguém na minha família também o tivesse.

Meu tio faleceu aos 55 anos, vítima de um infarto. Sua filha diz que ele morreu de desgosto.

Olhando pela perspectiva de hoje, é possível dizer que o que houve com Leonardo foi uma série de processos de luto – um seguido do outro. É comum que associemos o luto à morte literal, mas o luto também pode ser simbólico. No caso de Leonardo, o luto se deu em relação a seu corpo como o conhecia, sua profissão, seus amigos e seu relacionamento amoroso.

Passar por um processo de luto nunca é fácil e eu não consigo imaginar como foi estar na pele do meu tio. Quero dizer, eu até imaginava.

Hoje, profissional da área da psicologia e olhando por outra perspectiva, já consigo afirmar que a sucessão de lutos que Leonardo enfrentou culminaram no desenvolvimento de sinais muito típicos de um quadro depressivo.

Um antigo professor de psicanálise, certa vez, ao explicar sobre a formação da personalidade, disse que o grande trunfo do ser humano é o de funcionar como uma esponja. Essa capacidade, dizia, permitiu o desenvolvimento e a manutenção da espécie humana até os dias de hoje, mas nem sempre trouxe coisas positivas.

Em outras palavras, o que esse professor quis dizer é que absorvemos comportamentos positivos do ambiente que nos cerca, como a linguagem, estratégias de sobrevivência ou mesmo gostos em particular. O lado negativo é que também absorvemos desse mesmo ambiente comportamentos inadequados e preconceitos que, é preciso dizer, não são inatos, mas formados social e culturalmente.

Acredito fortemente que, caso eu tivesse naquela época em que convivi com o meu tio uma educação em psicologia ou em saúde mental, as coisas seriam um pouco diferentes.

Não quero dizer de forma alguma que a partir de uma educação em saúde mental Leonardo deixaria de sentir dores e angústias relacionadas aos lutos que passou.

No entanto, caso eu e minha família tivéssemos uma visão globalizada da sua situação, teríamos tratado-o, no mínimo, com menos condescendência, pena ou irritação, e mais empatia e respeito.

Pensando de maneira bastante otimista, teríamos dado mais abertura para que a voz pudesse emergir daquele sujeito calado e os seus sonhos e desejos pudessem ser remodelados ou reconstruídos – que a dependência, de alguma forma, pudesse dar espaço para a autonomia.

Meu objetivo com este texto está longe de fazer um julgamento moral em relação ao modo como eu lidei mal com um antigo caso de depressão ou mesmo sobre a forma que você tenha lidado com uma situação desafiadora como a relatada. Conforme disse, somos como uma esponja e nos resta agora absorver outros modos de manejar essas situações.

A mim, ao menos, sempre me restou uma "pulga atrás da orelha" de que alguma coisa não estava certa – e acredito que você, leitor, também passe ou tenha passado pelo mesmo sentimento para ter chegado a este livro.

No meu caso, para sanar essas dúvidas (e muitas outras), iniciei minha graduação em Psicologia, além de começar a fazer acompanhamentos semanais em terapia com um psicólogo.

Durante minhas experiências, mergulhei profundamente em questões relativas à formação da personalidade, sonhos, desejos, pulsões, traumas e frustrações. Em suma, o que costumamos resumir com o termo "saúde mental".

Além disso, procurei buscar entender mais a respeito dos chamados transtornos mentais, sobretudo a depressão, que se tornou tema principal das minhas pesquisas.

Embora esses dois caminhos sejam sedutores, você não precisa, necessariamente, passar pelo mesmo que passei. Basta, como quero provar, que escute.

O tema da depressão me chamava a atenção por dois motivos principais. Além das questões familiares, na minha experiência como estudante e profissional de psicologia, visualizava um número impressionante de demanda de atendimentos clínicos relacionados à depressão e à ansiedade combinada com sintomas depressivos.

A minha experiência, infelizmente, não era o retrato de uma bolha, mas acompanhava uma tendência que, como vim a descobrir, era mundial. A depressão é um transtorno que hoje atinge mais de 300 milhões de pessoas no planeta. Esse número representa a população do Brasil combinada com a população da Argentina, Uruguai e Colômbia. E a tendência é que esse número cresça.

Segundo pesquisa realizada pela Organização Mundial da Saúde (OMS), em 2020 a depressão passou a ser a doença mais comum e incapacitante de toda a humanidade (TUCHLINSKI, 2018), superando até mesmo doenças virais ou crônicas já estabelecidas, como a gripe ou o câncer. No contexto pandêmico que atravessamos, estima-se que houve um aumento de 80% do número de casos de ansiedade e depressão no Brasil (PEIXOTO, 2020).

Como profissional da saúde, é fundamental que eu entenda cada característica e desdobramento da depressão, mas isso não é o suficiente. É essencial que essa discussão não fique restrita apenas a mim ou aos meus colegas psicólogos e psiquiatras. Todos nós, como sociedade, precisamos refletir sobre essa temática, que se tornará cada dia mais evidente.

A depressão, embora atinja milhões de pessoas mundialmente, ainda é uma doença parcial ou totalmente desconhecida. Preconceitos, estigmas e julgamentos morais a respeito dela são comuns e criam entraves para o tratamento e evolução desse quadro – que é importante dizer: tem cura.

Baseado em minha história pessoal e minha experiência clínica como psicólogo, meu objetivo profissional passou a ser o de transmitir todo conhecimento possível a respeito da psicologia para o maior número de pessoas que estejam dispostas a ouvir essa mensagem – e, quem sabe, ao se identificarem com a mensagem, também se tornem mensageiras.

Acredito que, a partir do conhecimento relacionado à psicologia e aos transtornos mentais, podemos criar relações humanas mais saudáveis e estabelecer condições para evitar o surgimento de casos de ansiedade, depressão ou qualquer outro transtorno mental em nós ou naqueles que amamos.

Nas páginas a seguir, pretendo utilizar um vocabulário simples e evitar alguns jargões da psicologia, mas sem jamais perder a seriedade a respeito do tema da saúde mental e dos conceitos importantes do transtorno depressivo.

Como ajudar um amigo, um pai, uma mãe, um namorado ou namorada ou mesmo um paciente nesse momento tão difícil e desafiador em suas vidas? Há algo que podemos fazer e é o que eu pretendo mostrar a partir de agora.

Introdução

Por uma série de motivos, a grande maioria das pessoas diagnosticadas com depressão não recebe o suporte que deveriam. Pesquisas indicam que apenas 6% das milhões de pessoas que sofrem de depressão recebem um tratamento considerado adequado (SOLOMON, 2020). Esses números tornam-se piores ou, no mínimo, preocupantes, quando a causa para a baixa procura de ajuda especializada se dá por estigmas familiares ou pelo preconceito puro e simples.

Para compreender um pouco mais sobre essa problemática, eu gostaria de tornar esse livro um pouco mais lúdico e pedir que você, leitor, me acompanhe numa viagem no tempo para milhares de anos atrás.

Eu, particularmente, adoro viagens, e há muitos lugares interessantes do passado que eu gostaria de visitar, como o Egito, Roma ou o próprio Brasil sem o "labirinto místico onde os grafites gritam" (CRIOLO, 2011).

Dessa vez, porém, acredito que a Grécia Antiga seja o melhor exemplo para a discussão que eu gostaria de trazer neste capítulo.

Há muitas coisas que podemos fazer ou conhecer na Grécia Antiga. Talvez possamos andar pelas ruas e trombar com alguns dos maiores filósofos da humanidade, como Platão, Aristóteles ou Sócrates e ser questionados sobre as premissas mais básicas das nossas vidas. Muito cansativo?

Talvez possamos visitar o Monte Olimpo para reverenciar Zeus ou qualquer outro dos muitos deuses daquele povo, como Poseidon, Hades ou Afrodite.

Ou, quem sabe, podemos ir até o Santuário de Olímpia, sentar em algum de seus luxuosos bancos esculpidos em bronze e mármore, e acompanhar uma emocionante rodada de luta grega das primeiras edições dos Jogos Olímpicos.

Passeios à parte, é incrível imaginar o quanto a sociedade grega esteve envolta em uma cultura que, de uma forma ou de outra, adotamos até os dias de hoje.

Foi também na Grécia Antiga que surgiram, entre outras coisas, ideais como os de *justiça*, *cidadania* e *democracia*. Para a discussão que pretendo trazer, vamos pensar um pouco sobre a questão da democracia.

Definimos democracia hoje como um tipo de regime em que todas as pessoas de um determinado país ou região votam e decidem juntos qual projeto político que os governará por um certo período – que, em geral, é de quatro anos.

Na Grécia Antiga, a ideia de democracia era semelhante a que temos hoje, mas com algumas diferenças fundamentais.

A votação de um sistema que se baseia na democracia é orientado pela liberdade – isto é, qualquer ser humano, maior de idade, tem direito ao voto. Na Grécia, a definição de liberdade, diferente desta, destinava-se apenas àqueles que eram considerados cidadãos (ou homens livres). Traduzindo esse conceito, na Grécia, mulheres, analfabetos, criminosos e escravos não tinham nenhum direito ao voto ou a participar da vida política daquela sociedade.

Para os cidadãos gregos, porém, havia um grande problema. Diferente da escravidão que ocorreu no Brasil, na Grécia os escravos não eram africanos (ou descendentes de africanos), mas criminosos de guerra ou pessoas provenientes de famílias endividadas. Isso significa que era difícil para os gregos diferenciar rapidamente um homem livre e um escravo em uma sociedade em que o critério não era a cor da pele. Ademais, na ausência de documentos ou computadores, não devia ser difícil se passar por outra pessoa de outra família nesse período histórico.

Pensando nessa situação, os gregos tidos como "homens livres" tiveram de buscar alguma solução em que essa diferenciação fosse facilmente observável. A ideia, naquele momento, pareceu óbvia: marcar escravos e criminosos de guerra com um ferro aquecido em brasa quente. Esse procedimento criava uma marca visível em seus corpos que permitia a rápida distinção dos "honrados" ou "cidadãos de bem" daqueles que eram a "escória" ou "não dignos" daquela sociedade. Essa marca em seus corpos recebeu o nome de *estigma* (GOFFMAN, 1988).

> *Es-tig-ma. sm*
>
> *1 Marca ou cicatriz deixada na pele por ferida.*
>
> *2 Qualquer marca ou sinal natural no corpo.*
>
> *3 Marca infamante feita com ferro em brasa, geralmente em escravos ou criminosos; ferrete.*
>
> *4 REL Cada uma das cinco marcas, semelhantes às cinco chagas de Cristo, que alguns santos faziam no corpo.*
>
> *5 FIG Aquilo que é considerado vergonhoso ou desonroso; labéu, mácula.*
>
> *(ESTIGMA, 2022)*

Pensemos na origem da palavra estigma: se antes esse termo possuía um significado literal, ou seja, uma marca real no corpo daqueles considerados desonrosos; hoje ele passou a apresentar um caráter puramente simbólico. Em outras palavras, a marca do estigma deixou de ser no corpo, mas no psicológico de cada pessoa, na forma de preconceitos, bullying e discriminações de todos os tipos.

O início da década de 1980 no Brasil caracterizou-se, entre outros fatores, por uma epidemia de síndrome da imunodeficiência adquirida (AIDS). A AIDS foi identificada pela primeira vez em 1981, nos Estados Unidos, e o primeiro caso no Brasil foi registrado apenas dois anos depois, em 1983 (LOPES, 2020).

Entre os sintomas mais comuns da AIDS, talvez o mais impactante seja o do rebaixamento da imunidade do sujeito infectado. É comum ouvir casos de pessoas que não faleceram exatamente de AIDS, mas de outras doenças que se aproveitaram do organismo fragilizado pelo vírus do HIV, como a pneumonia, hepatite viral ou tuberculose.

Assim que foi identificada pela primeira vez, a AIDS causou grande pânico na população e na comunidade científica. Naquele momento, não havia explicações suficientes a respeito do seu surgimento, transmissão e tratamento. O que se sabia sobre a AIDS é que era uma doença nova e de alto potencial letal.

Com o objetivo de acalmar ou buscar culpados para o surto na obscura década de 1980, parte da imprensa e da academia rapidamente encontrou um bode expiatório para explicar a explosão do número de casos da nova enfermidade. Em pouco tempo, a AIDS tornou-se uma "doença gay" que, por vezes, também foi chamada de doença dos 5H, em virtude do alto número de casos identificados em homossexuais, hemofílicos, haitianos, heroinômanos (usuários de heroína injetável) e prostitutas (*hookers*).

É preciso dizer o óbvio: a AIDS não é uma "doença gay". Gays e bissexuais representam uma parcela significativa dos infectados pelo vírus (38% e 9,1%, respectivamente), mas pequena quando comparada ao grupo mais atingido – cerca de 49% dos infectados são homens heterossexuais. O fato de a AIDS se tornar uma "doença gay", conforme explica Lopes (2020), deve-se justamente aos estigmas associados à população LGBTQIA+.

Em 1986, Cazuza chocou os leitores da Veja ao estampar a capa da revista visivelmente mais magro. Naquela edição, Cazuza decidiu mostrar não só o seu sofrimento físico estampado em seu corpo esguio, mas também o sofrimento psíquico trazido pela doença. Na reportagem, Cazuza buscava demonstrar que, mesmo infectado, era um ser humano e como um ser humano também precisava ser visto.

Na época em que Cazuza revelou o diagnóstico e estampou seu rosto naquela icônica capa da revista, havia um receio muito grande de portadores do vírus HIV de assumirem sua condição de saúde. O estigma e os preconceitos associados à doença, em outras palavras, provocavam o diagnóstico tardio, além de baixa adesão ao tratamento.

Estimativas do Ministério da Saúde divulgadas em 2019 (HOMERO, 2019) indicam que cerca de 135 mil pessoas no país têm o HIV e não sabem pelo fato de não buscarem ajuda. Hoje, com a evolução das tecnologias da indústria farmacêutica e a partir de um diagnóstico precoce, é possível que uma pessoa com sorologia positiva para HIV não desenvolva a AIDS.

Diferente da ignorância que envolvia a doença nas décadas de 1980 e 1990, a AIDS é hoje uma doença bastante estudada e conhecida pela comunidade científica. Mais do que isso, a AIDS possui tratamento e seu potencial letal diminuiu drasticamente com o passar dos anos. Em uma campanha excelente da Associação Brasileira Interdisciplinar de AIDS (Abia) relançada em 2019, o órgão destaca que o que mata não é a doença, mas o silêncio (ABIA, 2019).

Quando se fala sobre *estigma*, muitas vezes pode não se ter a noção exata de suas consequências. Embora a depressão e a AIDS sejam diagnósticos radicalmente diferentes, o estigma associado a eles provoca reações similares: isolamento, invisibilidade, baixa adesão ao tratamento e a não busca de ajuda. Assim como Cazuza fez na capa da Veja há mais de trinta anos, caso o objetivo seja a superação dos estigmas, é preciso que o silêncio seja rompido e, como diz a música, mostremos nossa cara.

Os efeitos das ações de Cazuza não eliminaram de vez os estigmas associados a AIDS, mas, como um farol contra o preconceito, suscitaram discussões e debates em toda a sociedade, que passou a reavaliar o modo como visualizava a doença. Hoje, mais de três décadas após o vírus ser identificado pela primeira vez, as pessoas infectadas pela AIDS ainda sofrem de estigmas relacionados à doença, contudo, em uma proporção bem menor que no passado.

O caminho para a superação dos estigmas é longo, mas é possível observar de antemão que soluções são possíveis.

Hoje, sabemos, os grupos que mais sofrem com as marcas dos estigmas não são mais aqueles relacionados a alguma doença crônica ou viral. Atualmente, os grupos que mais sofrem com as marcas dos estigmas são os portadores de transtornos mentais.

O estigma relacionado aos transtornos mentais não difere tanto de outros tipos de estigmas. Em geral, o estigma envolve um desconhecimento de alguém que nunca teve a oportunidade de se educar a respeito de determinado assunto e, nesse caso, educar-se a respeito dos transtornos mentais.

O estigma relacionado aos transtornos mentais pode ser visto de diferentes formas, seja em ações, seja em palavras. No caso da depressão, especificamente, é possível observar sinais desse desconhecimento sobre o transtorno em algumas frases que, no fundo, podem possuir a melhor das intenções, mas que quase nunca ajudam.

Alguns exemplos são:

"Isso é tudo coisa da sua cabeça";

"Todos nós temos dias bons e ruins";

"Você está sendo muito negativo";

"Deixe de frescura e vá fazer alguma coisa";

"Você precisa ver o lado bom das coisas";

"Melhorar depende apenas de você";

"Sei o que você está sentindo. Já passei por isso".

Ser positivo, ver o lado bom das coisas, entender que existem dias bons e ruins são conselhos que, vamos combinar, têm bastante sentido. Afinal, se estou vendo o copo meio vazio, basta que eu mude de perspectiva e passe a enxergá-lo como meio cheio, certo?

São diversos os contextos em que nos prestamos a aconselhar o próximo, desde uma mesa de bar com amigos no final de semana até uma conversa descontraída com os colegas de trabalho na volta para casa. Nessas situações, podemos, por exemplo, dar uma palavra de incentivo para aquela pessoa que acabou de ter o coração partido e pedir para que ela ao menos lembre-se dos momentos bons que teve como casal. Ou, ainda, que esqueça definitivamente a pessoa porque, no final das contas, ela não prestava de jeito nenhum.

Se ajudar o outro por meio de conselhos ou palavras de incentivo pode fazer sentido em situações casuais, no caso de um transtorno mental isso é um pouco diferente. Na depressão, pedir para que a pessoa deprimida seja feliz ou que aproveite a vida, por exemplo, não produz muitos efeitos positivos, afinal, ao ouvir que é preciso ver o lado bom da vida, a pessoa deprimida continua deprimida. Mas por que isso acontece?

Pensemos no exemplo anterior, do casal que acabou de terminar seu relacionamento. Em primeiro lugar, a experiência de término é uma experiência que qualquer ser humano eventualmente irá passar em sua vida, seja um término amoroso ou término de uma amizade, por que não? Além disso, é preciso observar o contexto. No exemplo dado, os amigos estão em um momento de pausa ou descontração em que o objetivo é oferecer um suporte, mesmo que precário, a partir do compartilhamento de experiências.

Com a depressão, esse suporte também é importante, mas, em geral, não produz o efeito desejado. No caso do término de um relacionamento, talvez seja importante para a pessoa entender que o outro não prestava ou que é importante se agarrar a boas memórias. Na depressão, por sua vez, a pessoa deprimida já entende de antemão que precisa ver a sua vida de forma positiva. Assim, o aconselhamento puro e simples não é motivador suficiente para que se ocorra essa mudança tão radical de visão a respeito de si.

Em alguns casos, para piorar, além desse tipo de conselho não ajudar, ainda pode produzir o efeito da *culpa* na pessoa deprimida. Afinal, se tal pessoa passou por uma situação difícil e a superou, por que eu também não posso? A partir dessa visão, problemas subjetivos e complexos são minimizados até tornarem-se fórmulas simples de autorrealização pessoal. "Faça A + B e obtenha C". Mas será que a vida é assim mesmo?

Em outras palavras, a pessoa deprimida, além de sofrer com os sintomas característicos da sua condição mental, ainda passa a interpretar aquilo que está vivendo como algo simples ou apenas como um determinante que impede o seu desenvolvimento pessoal. Esse tipo de interpretação está pautado no desconhecimento a respeito de saúde e transtornos mentais, mas também nos estigmas que colocam a depressão como sendo de responsabilidade única do sujeito, não mais de um contexto ou realidade a qual enfrenta. Se o problema é meu, basta que eu o resolva sozinho, não?

Em 2008, as pesquisadoras Virgínia Moreira e Thabata Telles decidiram traçar um estudo investigativo a respeito da experiência do estigma relacionado à depressão. A dúvida que motivou o trabalho dessas cientistas era entender como se dava a experiência do estigma em relação a transtornos mentais em outras realidades além da brasileira.

Para responder essa questão, Virgínia e Thabata entrevistaram pessoas de diferentes países, como Brasil, Chile e Estados Unidos. Após a coleta e a análise de dados, a pesquisa dessas autoras mostrou o esperado: em todas as realidades citadas havia o estigma voltado à depressão. Contudo, a novidade estava nas diferentes formas de visualizá-lo a partir do contexto observado.

Nos Estados Unidos, por exemplo, em que as tensões raciais são tão ou mais escancaradas que no resto do mundo, o racismo também foi um elemento segregador que aumentava a carga do estigma nos portadores de transtornos mentais. No Chile, o estigma foi encontrado associado à falta de privacidade, vergonha e culpa – provavelmente, segundo as autoras, pela geografia mais isolada do país. No Brasil, por sua vez, em um dado tão ou mais preocupante, ficou demonstrado que o brasileiro se sente incapaz em relação aos modos de evitar o estigma da depressão.

Diferenças à parte, o que as pesquisadoras encontraram de comum nesses três exemplos era o fato de o desconhecimento e o preconceito tornarem-se peças-chave que muitas vezes criavam barreiras para que o quadro de depressão pudesse evoluir de forma positiva.

Alguns dos depoimentos coletados são ilustrados nessa pesquisa e nos ajudam a entender um pouco mais a respeito de como as pessoas com depressão sofrem com os estigmas criados sobre a doença a partir de suas próprias falas. Esses depoimentos podem nos auxiliar ao dar suporte sobre o entendimento da realidade da pessoa que sofre dos estigmas relacionados à doença, além de fornecer ideias de como superá-los.

> *"Eles queriam tudo pra ontem, sabe? [...] Aí eu chorava todo dia...";*
>
> *"Muitas pessoas acham que depressão é uma doença besta, que você pode chegar e dizer assim: ah, levanta a cabeça, vai passear, você vai conseguir tudo, vai conversar com outras pessoas... Mas, negativo, isso não tem validade no processo depressivo";*
>
> *"E aí vêm as discussões e que machucam porque eu não trabalho, apesar de fazer muitas coisas. Na verdade, então, isso faz com que eu me sinta uma pessoa ruim, que sou... [...] Isso é o que mais me deprime, me dá raiva, porque eu não tenho o apoio da minha família".*
>
> *"É como se fosse assim, a vida da gente é colorida, é cheia de prazeres, é cheia de tudo de bom, mas no momento que você está passando por esse processo depressivo, acaba todo esse colorido da vida, você deixa de fazer os seus planos de vida, você não tem planos para o futuro, você vive eternamente angustiado e é aconselhável pelos médicos que quando você está passando por esse processo depressivo, você não deve tomar decisões nenhuma na sua vida [...] você não pode, de maneira*

> *nenhuma, tomar decisão porque você não tem capacidade". (MOREIRA; TELLES, 2008, p. 236)*

Para ilustrar o peso do estigma sobre os transtornos mentais, psicólogos da Nova Zelândia entrevistaram mais de mil pessoas que receberam o diagnóstico de depressão no país. Os dados colhidos por esses profissionais foi de que pouco mais de 50% dessas pessoas deprimidas relatou não ter coragem em procurar qualquer tipo de ajuda profissional em razão do estigma que paira sobre suas condições mentais. Segundo elas, o medo de serem malvistas pelas suas comunidades (trabalho, universidade etc.) aliado ao medo de serem desaprovadas pelas pessoas mais próximas a elas (família e demais relacionamentos) fez com que uma ida a um psicólogo ou psiquiatra se tornasse uma tarefa quase que impossível (BARNEY et al., 2006).

Todo esse contexto em relação à depressão e aos transtornos mentais nos leva a crer que a discriminação pode ser tão incapacitante quanto a própria doença.

Mas como superar esses estigmas, preconceitos e valores sobre as pessoas com depressão, ansiedade ou qualquer outro transtorno mental? As estratégias de enfrentamento são multifatoriais e por vezes podem soar complexas, mas há uma luz no horizonte.

Byrne já era um médico e psiquiatra renomado quando, no início dos anos 2000, publicou um artigo a respeito do estigma em pacientes com transtornos mentais. No artigo, Byrne descreve o choque ao não encontrar em manuais psiquiátricos uma única vez o termo "estigma" – de modo que percebeu que mesmo os profissionais de saúde estavam atuando sob a lógica da exclusão e do preconceito.

A história da psiquiatria, descreve Byrne (2000), é uma história que por muitas vezes foi (e às vezes ainda é) problemática. Da péssima experiência com hospitais psiquiátricos (vide Barbacena, em Minas Gerais) até o fracasso em cirurgias de lobotomia na primeira metade do século XX, a psiquiatria não parece ter, em algum momento, passado por uma autocrítica em seu modo de atuação e pensamento. Pelo contrário, a psiquiatria hoje parece pouco contribuir para os processos de enfrentamento do estigma em pacientes com transtornos mentais.

As causas para esse não enfrentamento são as mais variadas, envolvendo desde uma formação psiquiátrica deficitária até a lógica de produção e fluxo de pacientes que não permite que o médico possa ter tempo suficiente para escutar seu paciente para além de receitar algumas pílulas ou inferir um diagnóstico. Desse modo, Byrne ressalta que psiquiatras passaram tão somente a reproduzir e disseminar uma lógica que é excludente e discriminatória.

Para Byrne, a superação desses estigmas se dá a partir de um trabalho cuidadoso e, sobretudo, multifatorial. Em primeiro lugar, ele conclui que é fundamental que a superação dos estigmas se dê pela educação em psicologia e em transtornos mentais. Essa educação, complementa o autor, é essencial para médicos, psiquiatras e demais profissionais da área da saúde, mas a superação dessa problemática não se dará apenas com eles. É preciso, conclui o médico, que a sociedade em geral compreenda a importância e se eduque a respeito desse paradigma que leva tantas pessoas ao isolamento, culpa e silêncio.

É simples entender o raciocínio de Byrne. Quanto mais soubermos aquilo que uma pessoa próxima a nós está experenciando de fato, melhor poderemos criar estratégias para nos comunicar, compreender e respeitar a batalha que vivem diariamente, seja em nossas casas, na escola ou no trabalho. Nossas palavras – e a forma como nos comunicamos – podem criar pontes ou muros, a depender do modo como nos posicionamos.

Além disso, a partir do momento que passamos a deter um conhecimento, podemos empregá-lo no nosso dia a dia e repassá-lo para outras pessoas dos nossos círculos sociais que, por sua vez, também passarão essas informações adiante. Desse modo, cria-se uma rede de conhecimento em que cada vez mais pessoas irão superar (ou, no mínimo, problematizar) seus preconceitos a respeito da depressão e demais transtornos mentais.

Este livro que você tem em mãos tem por objetivo contribuir para o processo de superação dos estigmas a partir da educação em psicologia e transtornos mentais – assim como feito por Byrne, Cazuza e tantos outros exemplos – e preencher o espaço deixado pelas escolas, mídia e literatura corrente a respeito da depressão.

Ao demonstrar os modos como auxiliar nos *primeiros socorros* de alguém que amamos e que está enfrentando um período de dificuldade e sofrimento em sua vida, espera-se que ao final deste livro o leitor torne-se também um ator de mudança social por meio do combate ao preconceito e aos determinantes que levam à depressão, além de ser um expoente da busca pela ajuda especializada.

A depressão e os estigmas consequentes possuem cura – e este livro é mais um passo para que possamos alcançá-la.

Antes de iniciar, um porém

Antes de terminar esta parte, preciso te chamar a atenção para algo a fim de evitar mal-entendidos: este livro não tem por objetivo ser um manual ou uma bula com um passo a passo para que você tente curar seu amigo, colega, namorado ou namorada que possui um transtorno depressivo. O que proponho é que possamos parar e refletir a respeito das formas como nos relacionamos com os outros ao nosso redor e o quanto essas práticas, tão intricadas em nosso ser que as repetimos sem pensar, podem contribuir para a estagnação ou agravamento de um quadro depressivo.

Tenho plena consciência do quanto este livro pode auxiliá-lo por meio da propagação do conhecimento científico da psicologia, assim como do poder transformativo e terapêutico que a escuta pode adquirir numa relação humana. Contudo, este ou qualquer outro livro ou conselho no planeta não substituem a importância da reflexão problematizada da realidade e do acompanhamento terapêutico, num trabalho conjunto de psicólogos e psiquiatras.

Desse modo, pode-se considerar este livro como um livro de primeiros socorros, indicado, em especial, para aqueles que conheçam ou convivam com alguém que foi diagnosticado ou apresente sinais de depressão, que queiram melhorar sua prática clínica ou que precisam de um livro introdutório a respeito da depressão.

Organização do livro

Para explicar da melhor forma possível como ajudar alguém com depressão, dividi esse livro em seis capítulos. Não é preciso ler este livro na ordem em que ele foi concebido. É possível optar por fazer a leitura de acordo com a preferência sem qualquer prejuízo. Recomendo, no entanto, a leitura corrente.

No primeiro capítulo, explico o que você precisa saber sobre a depressão: formas de identificá-la; a diferença entre depressão, tristeza e luto; possíveis causas para o surgimento do transtorno e tipos de tratamento.

Em seguida, no Capítulo 2, listo algumas das variações da depressão, como a ansiedade, a síndrome de esgotamento profissional (ou burnout), além de outros tipos de depressão.

No Capítulo 3, recorro à minha experiência clínica e a literatura médica e psicológica para apresentar as sete coisas mais importantes que alguém com depressão gostaria que você soubesse.

Em sequência, no Capítulo 4, apresento a questão central deste livro, explicando o que você deve evitar fazer quando está lidando com alguém com depressão e o que de fato pode ser feito.

No Capítulo 5, falo sobre a questão mais sensível a respeito da depressão, o suicídio. Neste capítulo, recorro à história da escritora Sylvia Plath e apresento um panorama sobre o suicídio a partir da exposição de seus principais pensamentos e sintomas. Ao final, apresento algumas dicas de como manejar essa situação.

Por fim, no Capítulo 6, proponho uma reflexão a respeito da escuta – habilidade essencial àqueles que desejam oferecer empatia e acolhimento para pessoas com diagnóstico de depressão ou não. Além disso, proponho que a partir de uma melhor comunicação, utilizando ideias extraídas da comunicação não violenta, podemos transformar vidas e relações.

A educação em psicologia e em transtornos mentais é o que eu busco fazer diariamente na minha prática clínica e na minha prática enquanto divulgador científico, seja em palestras e rodas de conversa, seja em redes sociais, como no meu Instagram @felippeborgespsi e YouTube (Felippe Borges). E é claro, a educação em saúde mental e psicologia é também o que eu farei ao longo desta leitura.

Vamos juntos!

1. O que eu preciso saber sobre depressão?

> *O que temos agora é o depressivo como alguém que enfrenta problemas crônicos com a lógica do reconhecimento. Ele não está à altura de si mesmo nem conhece satisfação com o que faz. Sente-se insuficientemente amado e não é mais o herói que teria sido. (DUNKER, 2021, p. 44)*

Assim que vi o quadro *Iracema* de Antônio Parreiras no Masp, decidi que a capa deste livro não poderia ser outra. O quadro pintado por Parreiras é inspirado no livro de mesmo nome escrito por José de Alencar, em 1865, e ilustra a cena final deste clássico brasileiro que pode servir de alegoria para a depressão.

O livro de Alencar conta a história de Iracema, uma mulher indígena que vivia junto de sua aldeia, os Tabajaras, numa região que hoje compreende o litoral do Ceará. Certo dia, enquanto Iracema descansava entre as árvores a alguns metros de sua tribo, a figura de um homem estranho a surpreende e ela, assustada, prontamente o atinge com uma flecha.

> *Diante dela e todo a contemplá-la está um guerreiro estranho, se é guerreiro e não algum mau espírito da floresta. Tem nas faces o branco das areias que bordam o mar; nos olhos o azul triste das águas profundas. Ignotas armas e tecidos ignotos cobrem-lhe*

> *o corpo. Foi rápido, como o olhar, o gesto de Iracema. A flecha embebida no arco partiu. Gotas de sangue borbulham na face do desconhecido. (ALENCAR, 2016, p. 5)*

Ao não demonstrar nenhuma reação de agressividade ou raiva, a resignação do homem faz com que Iracema se arrependa do seu ato. Para contornar a situação, a tabajara leva o homem diretamente para sua aldeia para tratar seu ferimento que, tudo indicava, era grave.

Entre os tabajaras, o desconhecido é recebido com grande hospitalidade – em especial, pelo pajé e pai de Iracema, Araquém, que cuida da lesão do homem. Mais tarde e com a evolução do tratamento, soube-se que o branco dos olhos azuis era Martim, português contratado pelo governo do seu país para defender o território brasileiro de invasores estrangeiros – entre eles, os franceses, aliados da aldeia Tabajara.

Enquanto recebia o tratamento e buscava ocultar seu segredo da tribo, Martim passou a se aproximar daquela que até então era seu algoz e causadora do seu infortúnio, Iracema. A improvável amizade entre os dois floresce e em pouco tempo evolui para um caso amoroso.

O romance entre Iracema e Martim, é claro, não agrada a família de Iracema e, certamente, também não agradou o governo português aliado de Martim. Para piorar, Iracema era uma mulher que possuía um estrito voto de castidade que, caso quebrado, significaria uma condenação à morte da indígena.

Sem ver alternativas e com o alto risco do segredo de ambos ser revelado, Martim e Iracema tomam a difícil decisão de abandonar a aldeia dos tabajaras. Estabelecendo-se em uma ilha deserta para escapar da morte, o casal poderia, enfim, viver uma vida sem segredos e construir uma grande história de amor.

Final feliz? Ainda não. Apesar de isolados e seguros de influência externa, Martim precisa continuar seu trabalho a mando do governo português e, a bem da verdade, passa a sentir imensas saudades de sua terra natal. Iracema, por sua vez, agora se vê completamente isolada, longe de seus amigos e familiares da tribo, e longe daquele que seria seu grande amor.

O que poderia ser visto como um sinal de salvação para o isolamento da personagem na ilha não resolve ou mesmo ameniza seu infortúnio. Agora grávida, Iracema poderia, quem sabe, cultivar uma nova relação e estabelecer um novo propósito para a sua vida. O que acontece, porém, é justamente o oposto. Carregando uma criança em seu ventre, a indígena passa a se sentir com ainda menos perspectivas e, longe de Martim, Iracema passa a visualizar sua morte como um sinal de libertação para o seu amado e, sobretudo, um sinal de libertação dela em relação ao seu sofrimento.

Ao nascimento do filho, Iracema o batiza de Moacir (nome que pode ser traduzido como "filho do sofrimento"). Seu estado de espírito após o parto está tão precário que Iracema nem mesmo consegue produzir leite para amamentá-lo, o que lhe causa imensa dor. "Iracema curte dor, como nunca sentiu; parece que lhe exaurem a vida, mas os seios vão-se intumescendo; apojaram afinal, e o leite, ainda rubro do sangue, de que se formou, esguicha" (ALENCAR, 2016, p. 69).

Após um longo período ausente, Martim retorna para a ilha deserta e se depara com uma Iracema devastada. A mulher, apesar de não ter perdido sua beleza, está mais magra e não tem forças o suficiente para recebê-lo. Naquele momento, nem mesmo as carícias e o amor de Martim foram eficazes em fazer a amada retornar à vida.

Em um dos momentos finais da leitura, Iracema, em sinal de grande esforço físico, entrega a Martim seu filho, Moacir. Ao tomar a criança em seus braços, Martim vê Iracema esvair-se diante de seus olhos. Agora, com o filho sob o olhar do pai, Iracema se vê autorizada a partir, emudecendo-se para sempre.

Iracema, de José de Alencar, é um dos clássicos livros brasileiros pertencentes à primeira geração do movimento romantista. Esse movimento tinha por características principais a idealização da figura do herói, um forte sentimento nacionalista e um sentimentalismo exagerado – todas estas passíveis de serem vistas no romance de 1865.

Além das inúmeras análises literárias que podem ser feitas após a leitura do romance – inclusive a óbvia alegoria da história que remete ao processo de formação do país –, o que mais me interessou nesta leitura, como psicólogo, é a personagem principal do romance, Iracema, e seu desolamento a partir do momento em que se vê só na ilha deserta.

A tabajara que antes esbanjava alegria e despreocupação nos momentos iniciais do romance, começa a definhar gradualmente a partir do avançar das páginas. O que explicaria essa mudança tão grande de estado de espírito?

Ao analisar a obra, é possível inferir que em *Iracema*, diferente de outros romances escritos durante o romantismo, a personagem principal não adoece apenas por se ver distante de seu amor, Martim, mas também pelo fato de estar longe de qualquer círculo social que poderia lhe dar algum amparo.

O leitor de *Iracema* do século XIX muito provavelmente interpretou o romance de Alencar de uma forma diferente do leitor do século XXI. Aquele talvez tenha se identificado com o heroísmo do personagem de Martim e o seu desejo em proteger o país de uma ameaça estrangeira, um inimigo maior; este, entre outras coisas, provavelmente visualizou o personagem de Martim de forma oposta, talvez como um vilão ou, no mínimo, como um anti-herói que levou Iracema ao adoecimento e à morte. Hoje, possivelmente visualizaria o caso de Iracema como o de uma precária saúde mental ou mesmo como a definição de um caso clássico de depressão.

Algumas pesquisas corroboram com a tese de depressão na indígena. Prudenciatti, Filho e Garcia, por exemplo, analisam o livro de José de Alencar e justificam o adoecimento da indígena como um caso de depressão pós-parto. Nessa pesquisa, explicam os autores, a possível depressão da personagem principal do romance aconteceu sobretudo em virtude do isolamento e desamparo sob o qual passou a viver na ilha deserta.

A depressão, conforme defende Johann Hari (2018), é originada não por déficits químicos no cérebro, mas pela perda ou ausência de conexões humanas que sejam significativas. Aplicando essa tese à personagem de Iracema, vemos durante a leitura duas grandes desconexões: a primeira relacionada a Martim e a segunda em relação à sua própria aldeia e família.

> *Em estudo [...], as pessoas que têm tido uma vida solitária tornaram-se radicalmente mais depressivas, e as pessoas que se sentiram conectadas se tornaram radicalmente menos depressivas. A parte impressionante era que a solidão não era meramente o resultado da depressão, mas levava a ela. (HARI, 2018, p. 90, tradução nossa)*

Dessa forma, pode-se presumir que a possível depressão de Iracema não era apenas em virtude da ausência de um grande amor – como pensavam os leitores românticos do século XIX –, mas uma depressão originada, em grande parte, por uma vida quase que totalmente solitária e ausente de pessoas e sentido.

Essa solidão, de marcas bastante profundas, afetou inclusive o seu corpo – primeiro, prejudicando seu processo de amamentação e, em seguida, levando-a à morte.

A primeira vez que o termo "depressão" surgiu para exemplificar um estado mental foi no ano de 1851, a partir dos estudos dos neurologistas Jules Baillarger e Jean-Pierre Falret (PEREIRA, 2002). Na ocasião, os cientistas descreveram a depressão dentro de uma estrutura que apelidaram inicialmente de "loucura de dupla forma" – nome que encontraram para descrever as alterações de humor entre mania e melancolia no que hoje conhecemos como transtorno bipolar.

Em resumo, o que os neurologistas explicavam a partir desse diagnóstico é que a depressão seria um estado mental variante das antigas descrições a respeito da melancolia. Além disso, a depressão seria caracterizada unicamente como parte estruturante de um outro transtorno, em que o humor flutuaria de estados de grande euforia para chegar a estados de grande abatimento.

Em 1966, quase cem anos após as concepções de Baillarger e Falret, dois outros psiquiatras, Jules Angst e Carlo Perris, ao analisarem a literatura médica existente, chegaram à conclusão de que a definição dos neurologistas de 1851 a respeito da "loucura de dupla forma" era insuficiente para explicar os casos clínicos que chegavam aos seus consultórios. Para os autores, em parte dos casos de pacientes melancólicos não havia a oscilação característica do transtorno bipolar entre melancolia e euforia. Em resumo, o que os autores afirmavam era que existia um outro tipo de transtorno depressivo – agora, unipolar – sem a presença da mania.

A definição de depressão feita por Angst e Perris é, em grande parte, a ideia que temos de depressão hoje. Esse estado de espírito ou de encarar o mundo, é importante dizer, não surgiu em 1966. A história da depressão remonta à história da melancolia e é descrita desde tempos remotos por autores como Aristóteles, que, por volta dos 300 a.C., explicava o humor depressivo como uma quantidade excessiva de bile negra no corpo. Pode-se afirmar que o que mudou em relação à depressão ao longo do tempo não foram necessariamente seus sintomas, mas a forma como ela surge e como a interpretamos (KHEL, 2009).

Mas certo, entendido o histórico da depressão e compreendendo que a interpretação que fazemos dela é importante na influência de sua cadeia de sintomas, como defini-la? Uma tentativa pode ser a definição da OMS a respeito do transtorno por meio de seus manuais clínicos, como o CID-11. Segundo a OMS (2017), a depressão possui como característica essencial o humor depressivo ou perda de interesse em quase todas ou todas as atividades no período de, ao menos, duas semanas. Esse humor cabisbaixo ou na "fossa", segundo a organização, são resultado de fatores genéticos associados a fatores biológicos, ambientais e psicológicos.

Pensando nos principais sinais de um transtorno depressivo para que você se localize e investigue em seu colega, companheiro ou paciente, criei uma tabela para melhor visualização baseada no DSM-V (*Manual Diagnóstico em Transtornos Mentais*) (AMERICAN PSYCHIATRIC ASSOCIATION,

2014) e no livro *Psicopatologia e semiologia dos transtornos mentais*, de Paulo Dalgalarrondo (2019). Para que se tenha um diagnóstico mais preciso da depressão, é necessário que a pessoa tenha, ao menos, cinco dos sintomas listados a seguir por um período mínimo de duas semanas.

Os principais sintomas da depressão
Humor deprimido na maior parte do dia (exemplo: sentir-se triste, melancólico, sem esperança).
Choro fácil e/ou frequente.
Diminuição considerável do interesse ou prazer em todas ou quase todas as atividades que costumava realizar anteriormente.
Aumento da irritabilidade em relação a ruídos, pessoas e vozes.
Sentimento de tédio crônico.
Perda ou ganho considerável de peso (ou diminuição do apetite quase todos os dias) sem estar fazendo dieta.
Problemas de sono, como insônia (dificuldade de dormir) ou hipersonia (dormir muito).
Fadiga ou perda de energia quase todos os dias.
Sentimentos de inutilidade ou culpa excessiva.
Alteração significativa da libido.
Diminuição da capacidade em se concentrar ou indecisão.
Pensamentos de morte, ideação suicida, desejo de desaparecer, de dormir para sempre.

Reconhecer a depressão é o primeiro passo para ajudar aqueles que mais amamos e que sofrem desse transtorno. Em parte dos casos, a pessoa que sofre com sintomas ligados à depressão não sabe que possui um transtorno, demandando atenção daqueles que estão à sua volta para fazer o trabalho de identificação da doença e seus sintomas. Desse modo, é crucial que estejamos atentos às rotinas das pessoas ao nosso redor e buscar entender se os seus hábitos mudaram ou estão mudando negativamente com o tempo.

Ainda sobre os sintomas, é preciso levar em consideração que, para a realização de um diagnóstico, nem todos os sintomas precisam, necessariamente, ser apresentados. Um transtorno mental nunca pode ser interpretado como um vestibular, em que para ser aprovado é necessário assinalar todas as questões. Em outras palavras, é preciso se ter a ideia de que cada pessoa é única.

Entender que cada pessoa é única e tem sua própria história de vida significa dizer, também, que nem todas as dores (ou sintomas) vão se apresentar em todas as pessoas da mesma forma. Isso implica afirmar que alguém diagnosticado com depressão poderá se sentir de uma maneira diferente de outra pessoa também diagnosticada com depressão, a depender do seu contexto histórico, social e cultural.

A tabela anterior, quando bem aplicada, pode servir de ferramenta para que você identifique os principais sinais desse transtorno e procure oferecer ou buscar ajuda para você ou para uma pessoa mais próxima.

Aviso: compreender os sintomas da depressão é importante, mas nem sempre é o suficiente para a realização de um diagnóstico preciso. A compreensão dos principais sintomas é apenas um dos instrumentos utilizados por médicos e psicólogos para a identificação ou não desse transtorno. Tendo isso em mente, para uma melhor avaliação da pessoa deprimida é fundamental que esta seja encaminhada a um profissional da área da saúde mental.

Quando algum ou parte dos sintomas de depressão são identificados no outro, é comum incorrer em falsas fantasias de recuperação. Um erro que acontece, sobretudo em famílias, se dá quando a pessoa passa a observar os sinais de depressão em seus parceiros, mas os ignora, imaginando se tratar de uma questão passageira e que em dias aquilo logo irá passar. Em casos de depressão, não se podem criar desculpas para a manifestação de sintomas (exemplos: "ele parou de comer porque tem preguiça de ir à cozinha"; ou "ele deixou de fazer as coisas de que gostava porque anda muito ocupado" etc.).

Outro erro recorrente relacionado ao diagnóstico da depressão é o da suposição de que ela só pode acontecer em determinado período da vida de alguém. Isso dá a ideia de que a depressão se manifesta apenas em ocasiões específicas, como se fosse uma questão relacionada a uma fase da adolescência ou de início da vida adulta, por exemplo. Assim, ignoram-se possíveis reincidências ou mesmo possíveis casos entre crianças e idosos. Para as crianças, é comum que se interprete a depressão na infância como aspectos de uma personalidade tímida ou introspectiva; na velhice, como um desgaste ou cansaço dos anos vividos.

Tristeza x depressão

> *Ao patologizar a tristeza, perde-se um importante saber sobre a dor de viver. Aos que sofreram o abalo de uma morte importante, de uma doença, de um acidente grave, a medicalização da tristeza ou do luto rouba ao sujeito o tempo necessário para superar o abalo e construir novas referências, e até mesmo outras normas de vida, mais compatíveis com a perda ou com a eventual incapacitação. (KHEL, 2009, p. 31)*

Sentir a perda de uma pessoa amada pode ser algo dilacerante. Durante as primeiras semanas, a depender do grau dessa relação, a pessoa pode passar dias sem se alimentar ou dormir adequadamente, colocando-se em modo de sobrevivência e fazendo apenas o básico (ou nem isso). Por mais estranho que isso possa parecer, tais tipos de reações após o fim de um relacionamento ou após a morte de uma pessoa querida são reações normais. Para entendermos e começarmos a trabalhar de fato no tema da depressão, em primeiro lugar é preciso fazer uma distinção entre a tristeza – comum a qualquer sujeito – e a tristeza identificada à depressão, com características semelhantes àquelas de Iracema no romance.

A definição de depressão pela OMS é esclarecedora em muitos níveis, mas ainda levanta dúvidas. Pense comigo: no caso de um relacionamento amoroso de anos que é terminado por uma das partes, é possível exigir uma recuperação total da pessoa no prazo de duas semanas? Esse exemplo se torna ainda mais difícil e esbarra em questões mais complexas ao pensarmos no caso de mortes de entes queridos, em que a recuperação da pessoa ou da família pode levar meses ou mesmo anos.

É preciso fazer uma distinção entre depressão, tristeza e luto. Ao visualizarmos a depressão como um transtorno psicológico e psiquiátrico, episódios de tristeza e de luto não podem ser diagnosticados necessariamente como depressão. A tristeza e o luto são emoções que, por mais difíceis que possam ser, são naturais e observadas em quaisquer seres humanos e culturas (KUPERMAN; PAULA, 2020).

Tendo isso em vista, faço um alerta: não é porque episódios de tristeza e luto não se caracterizam necessariamente como depressão que não devem ser ouvidos, acolhidos e respeitados. Ao contrário, é possível que esses episódios, se não cuidados, evoluam de fato para um quadro depressivo.

— *"Como você fez isso? Ele se sentir melhor?", questiona a Alegria.*

— *"Não sei" — responde a Tristeza — "ele estava triste e eu o ouvi".*

(Divertida Mente, Pixar, 2015)

Entender que nem toda tristeza é depressão ou algo a ser tratado pode ser libertador. Como no filme Divertida Mente, é crucial em nossas vidas termos momentos voltados à alegria, mas é impossível viver uma vida sem aqueles momentos mais solitários, em que dedicamos tempo e energia para o interior de nós mesmos. Precisamos entender que a tristeza, embora seja desagradável, é só mais uma dentre tantas outras respostas que o nosso organismo pode emitir diante de um evento.

Nos tempos de hoje, a tristeza assumiu um papel quase que vilanesco. A impressão que se dá é que a sociedade mudou o seu antigo discurso de "meninos não choram" para "ninguém mais pode chorar". Essa tese pode ser vista em muitos contextos, em especial nas redes sociais. A partir do momento em que entramos no perfil de grande parte dos influenciadores digitais em aplicativos como o Instagram, os vemos ali sempre com as melhores roupas e poses, comendo as melhores comidas e exibindo os melhores corpos. As emoções ali manifestas em *stories* ou postagens no *feed* dão abertura quase que exclusivamente para a alegria ou otimismo – e no raro caso de uma tristeza, a história a ser contada é quase sempre uma história de superação.

Esse contexto pode nos levar a pensar, de forma inconsciente, que essas vidas 100% felizes são reais ou que podem ser alcançadas a partir de nossos esforços individuais. Em resumo, as informações ali propagadas assumem a postura errônea, mesmo não intencional, de que a tristeza não é algo normal ou que não faz parte de nossas constituições enquanto seres humanos. A tristeza, em resumo, é vista como se fosse apenas uma pedra em nossos sapatos, pedindo para ser atravessada.

Mas, então, como definir a tristeza? Ela pode ser entendida como uma das seis emoções universais de todo ser humano, junto à alegria, medo, raiva, nojo e surpresa. Segundo Fabiano Miguel, em seu estudo sobre as emoções, a tristeza ocorre quando "há perda de algo ou alguém considerado de valor, gerando sensação de abandono e a busca por uma ligação novamente com o mesmo ou com outro objeto" (MIGUEL, 2015, p. 158).

Os exemplos mais comuns relacionados à tristeza de um modo geral incluem experiências de términos de relações amorosas, uma briga não resolvida com um amigo, saudades de outras épocas da vida, problemas no trabalho etc. O exemplo que podemos considerar o mais grave da tristeza é o da experiência do luto.

Tendo isso em vista, apesar de compreendermos a tristeza como mais uma entre as emoções, ela pode se tornar um problema caso seja crônica ou insista em não ir embora. A tristeza profunda e constante, aliás, é o principal sintoma da depressão e as confusões entre esses dois conceitos podem ser comuns. Para facilitar a distinção entre esses dois estados de espírito, portanto, criei esta tabela com algumas definições e diferenças importantes entre a tristeza e o luto da depressão.

Tristeza/luto	**Depressão**
Sentimento de tristeza relacionado à experiência de perda.	Sentimento de tristeza que ultrapassa as experiências de perda.
Duração bastante variável, podendo ser de horas, dias ou meses em caso de tristezas relacionadas ao luto.	Duração variável, mas constante durante o tempo. Em geral, a depressão possui média de quatro meses, mas pode se estender por anos.

Apresenta pensamentos de arrependimento e culpa por não ter estado presente o suficiente com a pessoa perdida.	As ruminações depressivas são mais abrangentes e vão além do sentimento de querer estar presente da pessoa perdida.
Pensamento suicida relacionado à vontade de estar novamente com a pessoa perdida.	Pensamento suicida relacionado à falsa ideia de que a morte traria uma sensação de alívio do sofrimento.

Como surge a depressão?

Infelizmente, nunca criaram e provavelmente jamais criarão uma vacina ou alguma solução biológica que impeça o desenvolvimento da depressão em nosso organismo. Isso implica dizer que a depressão é um transtorno que, embora tenha determinantes genéticos e químicos, está atrelado diretamente a questões sociais e psicológicas. Além disso, essa conclusão também pode nos levar à ideia de que a depressão é um transtorno que pode atingir qualquer ser humano no planeta, independentemente de raça, gênero, condição econômica ou orientação sexual, desde que existam condições para seu desenvolvimento.

Então, quais seriam essas condições? Embora o raciocínio de que qualquer pessoa pode vir a desenvolver depressão esteja correto, existem algumas circunstâncias específicas que podem facilitar o surgimento desse transtorno. Essas circunstâncias se manifestam a partir de algumas *predisposições*, que incluem fatores hereditários, genéticos e neuroquímicos, traumas ocorridos na infância, excesso de estresse físico e psicológico, doenças sistêmicas (como o hiper e o hipotireoidismo), consumo de drogas (como álcool, maconha, cocaína, entre outras), certos tipos de medicamentos (por exemplo, as anfetaminas) e, especialmente, as *experiências ligadas a perdas*.

Como comentado, ficar triste pelo término de um relacionamento não significa, necessariamente, que a pessoa está com depressão. No entanto, a depender do caso e havendo a predisposição para isso, é possível que esse ou outro transtorno mental criem condições de desenvolvimento a partir de uma situação interpretada pelo sujeito como um trauma.

Um rompimento amoroso é uma dessas experiências caracterizadas como experiências de perdas, mas seus exemplos vão além. As experiências de perda também podem se dar a partir da morte de um familiar ou de qualquer outra pessoa amada, como também em decorrência da perda de um emprego ou a perda de sentido no trabalho (burnout), perda de *status* socioeconômico, perda de moradia etc.

Além dos fatores genéticos e das experiências ligadas a perdas, outros fatores podem influenciar no surgimento de um transtorno depressivo, como a própria cultura na qual estamos inseridos.

No livro *Realismo capitalista* (2020), Mark Fisher chama a atenção do leitor a respeito da explosão do número de casos de transtornos mentais nas últimas décadas em todo o mundo. Na Inglaterra, ressalta Fisher, o NHS – equivalente ao SUS no Brasil – a condição mais tratada não são os acidentes de trânsito tão comuns no país ou as epidemias virais que ocorrem de tempos em tempos, mas a depressão.

Para o autor, é inaceitável tratarmos como natural o fato de tantas pessoas – especialmente os mais jovens – estarem ficando cada vez mais doentes e dependentes dos mais diferentes tipos de medicação para se manter vivos. Há algo da ordem do social, ressalta o autor, que permite que casos de depressão, ansiedade, entre outros transtornos mentais, cresçam na realidade em que vivemos.

Para explicar sua tese, Fisher introduz a noção de "privatização do estresse" – termo que utiliza para explicar como muitas pessoas passaram a ver problemas sociais como questões individuais. Em outras palavras, Fisher aponta que o sistema socioeconômico sob o qual vivemos passou a jogar as responsabilidades de problemas maiores, como o desemprego, educação e desigualdades de um modo geral na conta do indivíduo – este que não só aceita a conta, como passa a direcionar a sua revolta e agressão não mais contra o mundo, mas contra si mesmo.

Mark Fisher explica que a pessoa deprimida passou a se culpar por todos os males existentes em sua vida, como se tudo que acontecesse a seu redor fosse de sua total responsabilidade – o que, é claro, não é verdade. Essa interpretação, evidentemente, contribui para a criação de indivíduos mais deprimidos e esgotados de si mesmos.

Quais as formas de tratamento da depressão?

Agora que você já sabe que a depressão é um transtorno mental que vai muito além de um episódio de tristeza e que seu surgimento se dá por uma série de determinantes, podemos falar brevemente sobre as formas de tratamento possíveis. E sim, a depressão pode ser curada ou ao menos tratada, de modo que a pessoa com essa doença viva com a melhor qualidade de vida possível de acordo com a sua realidade.

No geral, existem três formas de tratamento possíveis para a depressão, sendo dois tipos possíveis de psicoterapia que, a depender do caso, podem ser combinadas com o tratamento medicamentoso.

Psicoterapia individual: a psicoterapia (ou simplesmente terapia) consiste em um acompanhamento psicológico individual realizado por um psicólogo devidamente registrado em seu conselho de classe (CRP) ou um psicanalista. Esse acompanhamento é realizado, de modo geral, em sessões semanais (a depender da gravidade do caso, o número de sessões por semana pode ser maior). A psicoterapia pode ser realizada em diferentes abordagens, como a psicodinâmica, cognitiva-comportamental, Gestalt, entre outras.

Psicoterapia de grupo: a psicoterapia de grupo consiste em acompanhamento psicológico grupal, em que pessoas diagnosticadas com depressão reúnem-se com o objetivo de trocar experiências e dividirem formas de manejo de seus transtornos. Essas sessões, realizadas preferencialmente de maneira semanal, são mediadas por um psicólogo devidamente registrado em seu conselho de classe (CRP) ou um psicanalista.

Medicamentos antidepressivos: em casos mais graves de depressão pode existir a necessidade da utilização de medicamentos antidepressivos. Esses medicamentos podem ser: inibidores seletivos de recaptação de serotonina

(ISRS), inibidores da monoaminoxidase ou antidepressivos tricíclicos. Para saber qual o melhor medicamento para cada necessidade, é necessário realizar um acompanhamento individual com um psiquiatra.

É possível, ainda, que você ouça ou seja adepto de práticas de cura alternativas, como a religião, a meditação ou o exercício físico. Não há nenhum problema nisso desde que essas formas de tratamento se deem de forma concomitante com as formas de tratamento tradicionais listadas (exemplo: psicoterapia individual + atividade física).

Além das medidas individuais para o tratamento da depressão, mudanças coletivas são também importantes se quisermos uma evolução positiva do quadro a médio e longo prazo. Ao entender a depressão como resultado também da "privatização do estresse", seu tratamento se passa também pela problematização da sociedade e dos modos como nos relacionamos com os outros e com o mundo. Melhores condições de trabalho, remunerações mais adequadas às nossas funções e realidades e o acesso à educação, cultura e lazer são também formas de tratamento para a depressão.

2. As variações da depressão

Ansiedade e depressão

> *E se todos estiverem falando de mim? Daí o pânico. O pânico é essa interseção entre a certeza absoluta de que você não importa nada para o mundo e a certeza absoluta de que todos estão comentando o fato de você não importar nada para o mundo.* (BERNARDI, 2016, p. 5)

Tati é uma mulher que desde a infância convive com sintomas de ansiedade. Respiração ofegante, falta de ar, palpitações, suor excessivo e irritabilidade são alguns dos fenômenos que acompanharam e acompanham a vida da escritora em seus relacionamentos pessoais e profissionais. Apesar de hoje Tati lidar com seus sintomas com sensibilidade e bom humor, nem sempre conviver com eles foi simples.

Tati Bernardi – ou Dani, na adaptação cinematográfica – escreveu suas memórias com a ansiedade e a depressão no livro *Depois a louca sou eu*. Nele, conta algumas histórias cômicas sobre suas aventuras em meio aos sintomas de ansiedade e depressão e as inúmeras formas "alternativas" que buscou para tratá-los.

A história de Tati contada tanto no livro como no filme é a história de milhões de pessoas que convivem com a comorbidade entre os sintomas ansiosos e depressivos. Para encontrar o tratamento correto, Tati passou por diagnósticos incorretos a uma medicação excessiva que não só não a ajudaram a solucionar a sua situação, como pioraram seu quadro.

O caso de Tati, em que a ansiedade é combinada à depressão, não é um caso isolado, mas surpreendentemente comum. Múltiplos estudos indicam que cerca de 50 a 60% dos pacientes diagnosticados com depressão possuíam comorbidade com a ansiedade. Além disso, estudo semelhante indicava que os sintomas típicos da ansiedade costumavam, para alguns pacientes, ser predecessores do desenvolvimento da depressão (MINEKA et al., 1998).

Se viver com o diagnóstico da depressão não é fácil, quando combinada à ansiedade pode ser ainda mais difícil. Pesquisas a respeito do suicídio apontam que o risco se torna consideravelmente maior em indivíduos que possuem esta comorbidade que aqueles que apresentam apenas um dos transtornos.

De modo geral, a ansiedade e a depressão, quando atuam juntas, têm como efeito fazer com que a pessoa tenha uma maior dificuldade de concentração, problemas para dormir, sensação de fadiga, cansaço excessivo ou pouca energia para realizar suas atividades do dia a dia, maior irritabilidade, choro fácil e uma sensação de hipervigilância – isto é, a pessoa passa a ficar muito atenta ou preocupada com cada um dos movimentos, gestos e falas suas e das pessoas ao seu redor.

Ao visualizar a ansiedade e a depressão como transtornos relacionais (como duas faces da mesma moeda), é muito importante que o tratamento seja realizado de forma integrada – diferente dos inúmeros tratamentos incorretos que ocorreram com Tati, por exemplo. Em outras palavras, não é possível que o tratamento dos sintomas da ansiedade ou da depressão ocorra de forma isolada, como se o indivíduo estivesse dividido na mesa de um cirurgião. Ele deve ocorrer a partir de uma observação do contexto geral, em conjunto. E isso se faz, em primeiro lugar, ao entrar em contato com os próprios sentimentos.

Burnout

Recém-graduada em jornalismo em uma das universidades mais prestigiosas do mundo, Andy Sachs sonhava em traçar uma carreira como escritora ou repórter investigativa. Sua primeira oportunidade de emprego, porém, não poderia fugir mais dos seus planos. Contratada para ser assistente pessoal de Miranda Priestly, editora-chefe da *Runway* (uma das maiores e mais renomadas revistas de moda do planeta), Andy se vê repentinamente enclausurada num mundo que considera vazio e superficial.

De família humilde, Andy não tinha a menor conexão com o mercado da alta moda de luxo. Como funcionária, suas vestimentas simples ou casuais foram muitas vezes motivo de chacota e constrangimento entre suas colegas de trabalho. Ao não estar inserida dos pés à cabeça naquele ambiente, Andy passou a se sentir invisibilizada e, pior, passou a temer que sua desconexão em relação ao trabalho pudesse gerar uma demissão que a comprometeria gravemente em termos econômicos e profissionais.

Para se enquadrar naquele ambiente e evitar maiores problemas, Andy planeja, então, uma mudança completa de postura. Rapidamente, a jornalista abandona suas antigas roupas e passa a seguir o figurino padrão da moda de luxo da revista. Além disso, Andy começa a desempenhar funções além das quais estavam previstas pelo seu contrato de trabalho. Pode-se dizer que Andy seguiu a máxima do "quem não é visto, não é lembrado", muito comum nos escritórios nos dias de hoje.

Em um episódio marcante em seu emprego na revista, Miranda pede para que Andy compre para ela o último livro da saga Harry Potter – que, na época, sequer havia sido lançado – sob a ameaça explícita de demissão caso ela não conseguisse. Após uma série de ligações, negociações, estresse e algumas louças quebradas, Andy consegue duas cópias do texto. Contudo, nem assim recebe o reconhecimento esperado da chefe.

A história de Andy e de Miranda em *O diabo veste Prada* é um clássico da cinematografia atual. Muitas vezes travestido como um filme de comédia ou comédia dramática, a história de uma jovem sonhadora recém-formada que vê sua vida e relacionamentos desmoronarem após sua primeira experiência profissional pode nos ajudar a pensar em questões relativas às relações de trabalho e seus limites. Mais especificamente, *O diabo veste Prada* pode nos ajudar a refletir sobre o burnout.

Segundo a Organização Mundial da Saúde (OMS), a síndrome de burnout é definida como um "estresse crônico no ambiente de trabalho que não foi gerenciado com sucesso". A organização complementa, ainda, que o burnout traz como consequências no ambiente ocupacional o cinismo, a ineficiência, a exaustão e, em consequência disso, o afastamento do funcionário de seu trabalho (HARTMANN, 2022).

Dados colhidos pela Associação Nacional de Medicina do Trabalho (ANAMT) em 2018 indicam que cerca de 30% dos mais de 100 milhões de trabalhadores brasileiros ativos sofrem da síndrome de burnout. Esse número, que já é consideravelmente alto, pode ser ainda maior, uma vez que a notificação da doença ao Ministério da Saúde não é compulsória (ANAMT, 2018).

No início de 2022, a OMS, por meio da Classificação Estatística Internacional de Doenças e Problemas Relacionados com a Saúde (CID-11) definiu o burnout como uma doença ocupacional. Em outras palavras, a partir dessa edição, o burnout deixa de ser exclusivamente um problema individual, transformando-se em um sintoma de uma organização.

Uma cena que passa despercebida para muitos espectadores em *O diabo veste Prada* ocorre logo ao início do filme, quando a personagem de Andy é entrevistada por Miranda, na *Runway*. Nessa cena, para impressionar a futura chefe, Andy busca expor suas experiências anteriores como jornalista, além de alguns de seus méritos acadêmicos.

Uma das grandes conquistas de Andy, destaca, foi durante sua formação, quando recebeu um prêmio por uma matéria a respeito da exploração da mão de obra de zeladores. Essa fala, porém, é rapidamente cortada por

Miranda, que demonstra um total desinteresse pelos assuntos trazidos por sua futura funcionária.

Esse acontecimento durante o filme é curioso e me levou, a princípio, a duas reflexões. Em primeiro lugar, essa cena pode ser vista como uma tentativa de humor bastante sutil dos roteiristas do filme, uma vez que a partir daquele momento no longa a exploração passaria a acontecer em uma jornalista reconhecida por uma matéria contra a exploração. Em segundo lugar, essa cena e a realidade em que Andy se encontra como um todo, apontam como pode ser mais simples reconhecer o problema e a exploração quando esta acontece no outro e não em nós mesmos.

Não é possível diagnosticar a personagem de Andy, em *O diabo veste Prada*, com a síndrome de burnout, apesar de alguns sinais serem evidentes – e, aliás, não só com ela, mas também com outros funcionários da *Runway*. Em uma cena marcante do filme, uma das assistentes de Miranda chora em frente ao computador repetindo que ama seu trabalho, como se aquilo pudesse, naquele momento, entrar na sua cabeça e a fizesse parar de sofrer.

No caso de Andy, o esgotamento profissional levou a jornalista a abandonar seus amigos e seu par amoroso, passando a viver ao lado do telefone para responder as demandas de Miranda, mesmo em horários e em funções para as quais não foi contratada – como no exemplo do livro não lançado do Harry Potter. Ao receber pequenas doses de reconhecimento de sua empregadora, Andy passa a viver uma vida dedicada 100% ao seu trabalho, deixando de lado sua vida pessoal e restringindo seus interesses e círculo social à sua atividade laboral.

Após a consolidação das reformas no modo de produção trazidas pela Revolução Industrial, os teóricos do trabalho passaram a investigar meios possíveis para que o trabalhador pudesse produzir mais em uma menor escala de tempo. Um dos exemplos desses estudos clássicos foi a fundação da Associação

Internacional de Ergonomia (IEA), em 1959, que tinha como cerne a ideia de que quanto mais o trabalhador estivesse confortável em seu ambiente de trabalho, mais ele produziria (IEA, s/d.).

A ergonomia no trabalho pode ser:

- Ergonomia física: relacionada à anatomia e à postura. Exemplos: cadeiras acolchoadas ou com encosto, suporte para que telas fiquem à altura dos olhos etc.
- Ergonomia de correção: relacionada à adequação do ambiente de trabalho. Exemplos: ar-condicionado em dias de calor, iluminação adequada, baixo ruído interno ou externo etc.
- Ergonomia de concepção: relacionada ao engajamento do funcionário sobre o projeto de ergonomia. Exemplos: palestras, vídeos informativos e conversas a respeito da importância das políticas de ergonomia para a saúde.
- Ergonomia participativa: relacionada à criação de núcleos de engajamento em que os funcionários atuariam em conjunto verificando as condições ergonômicas do ambiente laboral e realizando solicitações junto à diretoria quando necessário.
- Ergonomia operacional: relacionada à operacionalidade do trabalho. Exemplo: não sobrecarregar o funcionário de uma só vez com várias demandas, mas distribuí-las ao longo do dia ou da semana.
- Ergonomia cognitiva: relacionada aos processos mentais que estão em movimento nas relações de trabalho. Exemplos: manejo do estresse e do cansaço para evitar o surgimento de quadros de ansiedade ou esgotamento.

As teorias a respeito da ergonomia foram e ainda são importantes para pensar as relações de trabalho e mostraram-se corretas ao diminuir os impactos físicos que atrapalham na continuidade dos processos laborais. Contudo, com o passar dos anos e desenvolvimento de novas formas de ocupação, novas perspectivas a respeito do trabalho passaram a ganhar forma – e, aos poucos, foram substituindo a supremacia do modelo ergonômico.

Do mesmo modo que no século XX, as teorias laborais atuais ainda têm por objetivo o aumento da produtividade, mas, ao contrário de suas versões passadas, o objetivo não é mais eliminar o desconforto, como no modelo ergonômico, mas administrar pequenas doses de ansiedade no trabalhador, a fim de que este busque realizar movimentações.

A administração de pequenas doses de ansiedade nas relações laborais pode ser vista claramente na relação de Miranda com Andy, em *O diabo veste Prada*.

A editora-chefe da *Runway* mantém explícita a ameaça de que caso a jornalista recém-contratada não desempenhe outras funções além das quais foi contratada, não manterá seu emprego. Em outras palavras, o raciocínio de Miranda segue o mantra das novas formas de relações de trabalho do século XXI: aquele que não se mantiver proativo, que não esteja ansioso e estressado em relação às suas demandas e que não se avalie em busca de constantes melhorias, deixa de ser um funcionário exemplar ou mesmo um funcionário digno de manter sua carteira assinada.

Essa nova forma de trabalho baseada no estresse cria indivíduos mais inseguros e propensos ao esgotamento. Na escassez de outras posições e ausência ou não cumprimento de regulações trabalhistas, o funcionário não vê outra alternativa a não ser fazer parte desse sistema, tornando-se um cúmplice de uma organização laboral doente.

Uma das maiores consequências do burnout é um esgotamento físico e mental tal que nenhum fim de semana ou feriado são suficientes para apaziguá-lo.

Nesta fase, o burnout começa a ficar mais semelhante com a depressão. Comentários, sejam eles maldosos ou não, produzem reações desproporcionais, como o choro, tendências ao isolamento e reações agressivas. Além disso, tarefas que antes eram simples, como entrar no ônibus, tomar banho e estar em interação com os demais colegas de trabalho, tornam-se um grande desafio.

Para contornar esses sintomas, é comum que a pessoa com a síndrome de burnout passe a procurar escapatórias da realidade esgotante em que vive, especialmente por meio do uso de drogas. Exemplo desse comportamento de fuga pôde ser visto em 2020 – ano em que se iniciou a pandemia de covid-19 – em que comerciantes registraram um aumento de 50% no número de venda de bebidas alcoólicas em algumas regiões do país, mesmo em um período de isolamento social e rarefação de encontros presenciais (SILVA, 2021).

Não é possível ver essas consequências mais drásticas do burnout na personagem de Andy. Talvez pelo fato de o filme buscar manter uma aura de comédia em meio ao caos, talvez pelo fato de Andy deixar seu emprego na *Runway* a tempo de outros problemas não terem tempo de se desenvolver. Os sinais, porém, são facilmente notáveis.

O fato é que o burnout é grave e exige um repensar não só sobre as condições de trabalho sob as quais estamos submetidos, mas questionar toda a lógica de um sistema que visa a manutenção da doença para a elevação da produtividade e do lucro de alguns em detrimento da saúde de outros.

Detalhe: curioso também é o fato da revista em que Andy trabalha se chamar *Runway*, facilmente lido como "run away" ou "fugir", em tradução literal. Ao final do filme, Andy tem um final feliz e consegue fugir da realidade exploratória em que trabalhava, conquistando um emprego como jornalista em uma revista de artes e literatura. Talvez a fuga não precise ser da realidade, mas em relação a caminhos que desviem do percurso daquilo que merecemos, do nosso desejo.

Uma vez que o burnout é definido como uma doença ocupacional, as soluções para sua superação passam por mudanças estruturais sobre o modo como as relações de trabalho se organizam. Isso, contudo não é motivo para desânimo ou resignação. Ainda que os determinantes possam parecer fora de controle, é possível traçar algumas alternativas para evitar o esgotamento físico e mental causado pelas condições de trabalho ou mesmo atuar em alternativas caso a doença já esteja instalada.

O que fazer?

Meu pai costumava dizer que trabalho é trabalho, não algo que você deve, necessariamente, estar apaixonado ou se entregar por completo. Trabalho, ele dizia, é uma atividade que desempenhamos durante determinado período de tempo para podermos, depois do expediente, fazer as coisas de que realmente gostamos.

A visão do meu pai a respeito do trabalho é uma visão de trabalho que eu chamaria de clássica. No mundo de hoje, esse pensamento clássico entrou em desuso, dando lugar a discursos como o de "vestir a camisa da empresa" ou da figura do *workaholic* – a pessoa que é viciada em trabalhar.

Não me entenda mal: não há nenhum problema em realizar uma atividade pela qual nos identificamos, pelo contrário. No clássico da psicanálise, *O mal-estar na civilização* (1930), por exemplo, Freud defende a ideia de que a felicidade pode ser conquistada, também, por meio do trabalho.

Contudo, para que essa felicidade seja alcançada, é necessário que alguns limites sejam estabelecidos e que certos discursos sejam problematizados, a fim de evitar o burnout ou o esgotamento físico e mental.

Em termos práticos, como enfrentar o burnout em você ou em alguma pessoa próxima?

Evite entrar no discurso da meritocracia e do produtivismo

Professor de Direito na Universidade de Yale, Daniel Markovits dedicou parte da sua vida para estudar a questão da meritocracia (ALEGRETTI, 2020). Segundo o autor, a ideia de mérito é prejudicial não só para aqueles que estão na base da pirâmide, mas também para os mais ricos.

Para explicar seu raciocínio, Markovits faz um cálculo em relação ao investimento em educação de famílias de elite comparado ao investimento em educação de famílias de classe média. Segundo o autor, essa diferença monetária, se aplicada, pode chegar a mais de 10 milhões de dólares. Esse investimento em educação, é claro, trará ganhos para essas famílias a longo prazo, com diplomas mais sofisticados e maiores possibilidades de ingresso no mercado de trabalho.

É importante entender, a partir do pensamento de Markovits, que não é errado valorizar conquistas individuais, mas deve-se visualizá-las como parte de um todo mais complexo. Ser um funcionário altamente produtivo, que traduz todas suas conquistas como fruto exclusivo do mérito, desconsidera um contexto de desigualdade sob o qual vivemos.

Em outras palavras, por mais que uma pessoa de classe média ou classe baixa se esforce, os resultados do seu trabalho dificilmente a colocará lado a lado com os ganhos de alguém que passou pelas melhores escolas e universidades durante sua formação.

Essa ideia de meritocracia, explica Markovits, também pode ser prejudicial aos mais ricos, ao fazer com que eles dediquem a maior parte das suas vidas a especializações para que se posicionem sempre à frente no mercado de trabalho. Isso, complementa o autor, os coloca sempre em situação de competitividade, encarando o outro nunca como um aliado, mas um adversário na sua busca por reconhecimento e melhores remunerações.

Em resumo, é possível extrair das considerações de Markovits que ser produtivo é importante e as conquistas são também parte do seu mérito, mas existem determinantes que podem nos colocar fora do jogo mesmo antes de ele começar.

Busque entender a história do sistema e das relações de trabalho

Possuir uma visão crítica do trabalho e do sistema sob o qual vivemos é fundamental para não cair em armadilhas como a da meritocracia e do produtivismo. Mais do que nunca, hoje é preciso que o trabalhador tenha a compreensão dos seus direitos e dos modos de organização do trabalho ao longo da história. Se o seu trabalho hoje é baseado na lógica da exploração, do estresse e da ansiedade, é importante ter a ciência de que existiram alternativas ao longo da história – como a teoria ergonômica, por exemplo. Em resumo, ser produtivo ou ser um bom funcionário não significa ser uma pessoa muito ansiosa ou muito estressada.

Estabeleça uma distância em relação ao seu trabalho

Com rotinas cada dia mais apertadas, às vezes pode soar difícil realizar qualquer atividade pós-trabalho que não seja se sentar em frente à televisão ou sair para beber com os amigos no final de semana. Tais tipos de descompressão em relação à rotina extenuante de trabalho são válidos, no entanto, não passam de descompressão. Em outras palavras, é como se tivéssemos apertado uma mola durante todo o dia e, à noite, apenas liberássemos a mão que a pressionava.

Em contrapartida, em seu tempo livre, busque não mais comprimir esta mola (que já está desgastada) e tente distanciar-se ao máximo do trabalho, evitando ligações, mensagens e e-mails após o horário do expediente. Caso você participe de um grupo de trabalho no WhatsApp, você pode silenciá-lo após o final do expediente ou aos finais de semana, por exemplo.

Além disso, é fundamental separar alguns momentos para enriquecer suas relações com amigos e familiares ou mesmo praticar algum tipo de hobby que não tenha envolvimento direto com uma atividade comercial. Aqui vale tudo, desde jardinagem, até música, pintura, culinária ou atividade física, desde que essas atividades façam sentido para você.

Não reproduza o sofrimento que você vê para aumentar a produtividade sobre o outro

Sabida a lógica de exploração sob o qual vivemos, é importante que, em nossas relações pessoais e profissionais, evitemos reproduzir ansiedade e estresse sobre amigos e colegas de trabalho a fim de que estes aumentem a produtividade. A produção a qualquer custo, como já sabemos, é indutora de esgotamento e transtornos mentais. Assim, por mais que do ponto de vista do empregador esse sistema permita que o funcionário entregue mais em menor espaço de tempo, as consequências em longo prazo não são nada animadoras.

Outros tipos de depressão

A depressão "pura", como a descrita incialmente, a depressão combinada à ansiedade e o burnout são os tipos mais comuns de diagnósticos de depressão. Tais variações, apesar de mais observadas, é importante ressaltar, não são as únicas formas de depressão e não encerram a discussão a respeito do transtorno. Há, ainda, outros tipos de depressão, que precisam ser citadas neste livro.

Depressão persistente ou transtorno distímico

A distimia, transtorno distímico ou depressão persistente é uma forma de depressão crônica, com sintomas que duram por pelo menos dois anos ou mais. O diagnóstico da distimia é difícil, uma vez que o indivíduo que sofre do transtorno continua conseguindo trabalhar, comer e dormir normalmente, apesar do seu estado de ânimo ser rebaixado. As pessoas com distimia costumam atribuir seus constantes estados de mau humor e baixa autoestima como resultados de traços de personalidade e não a propriamente um transtorno mental.

São sintomas comuns da distimia: mau humor crônico, irritabilidade, diminuição da autoestima, fatigabilidade ou falta de energia, dificuldade de concentração e sentimentos de desesperança.

Estima-se que a distimia atinja cerca de 3 a 5% da população geral (JARO, 2019).

Depressão bipolar ou transtorno bipolar

A depressão bipolar ou transtorno bipolar caracteriza-se por uma alternância entre episódios de melancolia e euforia. O diagnóstico dessa variante do transtorno é mais difícil que o da depressão comum (unipolar), uma vez que a pessoa bipolar busca ajuda quase sempre apenas em estados de humor deprimido e dificilmente em estados de euforia – confundindo o profissional da saúde na hora da realização do diagnóstico.

Diferente do paciente com depressão unipolar, o sujeito com depressão bipolar tem piora no controle dos impulsos, maior irritabilidade e a origem do transtorno se dá mais cedo quando comparada aos demais tipos de depressão.

Estima-se que a depressão bipolar atinja cerca de 140 milhões de pessoas no mundo (BRUNA, s/d.).

Depressão psicótica

Na depressão psicótica, além da tristeza profunda típica do quadro, o indivíduo apresenta sintomas psicóticos, como alucinações e delírios. Esse tipo de depressão é causado, geralmente, por lutos e traumas mal resolvidos, além de uma constante cobrança da pessoa em relação a si mesma. O diagnóstico desse transtorno é mais fácil de ser feito, já que os sintomas são mais facilmente percebíveis.

Na depressão psicótica são frequentes sintomas de delírio de ruína, culpa, delírio hipocondríaco, negação de órgãos e alucinações com conteúdos depressivos.

3. As sete coisas mais importantes que alguém com depressão gostaria que você soubesse

> *Gradualmente ocorreu um desgosto com todas as coisas, um tédio profundo e universal. Até então, eu tinha percebido apenas o lado brilhante da vida. A partir dessa época, vi o lado sombrio. (COTARD, 2006, apud DUNKER, 2021, p. 31)*

Quem é o normal e quem é o louco?

Além de *Memórias póstumas de Brás Cubas*, *Quincas Borba* e *Dom Casmurro*, outro grande texto de Machado que está entre os clássicos da literatura brasileira é *O alienista*. Em poucas páginas, *O alienista* promove uma série de discussões a respeito das fronteiras entre o normal e o patológico, a importância e a função da ciência e a natureza de movimentos políticos. Para nós, a discussão mais importante e à qual vamos no ater é a da concepção do são e o do não são, ou do normal e do louco.

Em *O alienista*, o psiquiatra Simão Bacamarte é um médico reconhecidíssimo, além de muito estudado. Logo nas primeiras páginas, nos deparamos com seu voluptuoso currículo, sendo Simão "o maior dos médicos do Brasil, Portugal e das Espanhas" (ASSIS, 2019, p. 25). Ao chegar na cidade de Itaguaí, no Rio de Janeiro, o psiquiatra se assusta com a quantidade de "loucos" que viviam em suas casas sem nenhuma possibilidade de cura e, assim, pede aval da prefeitura para a construção de um manicômio, a Casa Verde.

A proposta de Simão Bacamarte é recebida com entusiasmo pela cidade, e logo a arquitetura da Casa Verde passa a ganhar forma. A população de Itaguaí recebe a ideia de Bacamarte com muito entusiasmo (e festas!), felizes em pôr um fim à loucura.

Contudo, em pouco tempo, a grande questão a respeito da Casa Verde passa a ser os critérios utilizados por Bacamarte para a internação em seu manicômio – em questão de meses, quase toda a cidade de Itaguaí estava internada no local, inclusive a própria esposa do psiquiatra carioca.

O critério de loucura adotado por Bacamarte era respaldado por um pretenso método científico – aqueles que não conseguiam controlar suas pequenas e particulares loucuras e obsessões eram passíveis de internação. Nesse sentido, como ser normal?

O discurso de Simão Bacamarte, embora narrado de forma cômica por Machado de Assis, expõe uma realidade trágica do Brasil. Aqui, tivemos durante quase todo o século XX o funcionamento de hospitais psiquiátricos semelhantes ao criado pelo psiquiatra da ficção, porém, dessa vez, com consequências reais. A esse período, a jornalista Daniela Arbex refere-se como o holocausto brasileiro. Assim como a Casa Verde, nesses hospitais psiquiátricos eram internados todos aqueles que fugiam à norma, como mulheres que perdiam a virgindade antes do casamento, trabalhadores violentados por seus patrões e até mesmo aqueles que perdiam seus documentos.

Por vontade de Simão Bacamarte, *spoiler*, o conto de Machado termina com todos os loucos sendo libertos, e só o psiquiatra aprisionado na estrutura da Casa Verde. Embora seja retratada no livro de forma irônica, a perspicácia de Machado na voz de Simão Bacamarte em problematizar as noções de normal e de patológico nos é útil ao se pensar que "se devia admitir como normal e exemplar o desequilíbrio das faculdades, e como hipóteses patológicas todos os casos em que aquele equilíbrio fosse ininterrupto" (ASSIS, 2019, p. 206).

A grande mensagem do livro nos é bastante cara para discutir a questão do estigma e dos transtornos mentais. Afinal, como se manter perfeitamente são numa sociedade que privilegia a ansiedade nas relações de trabalho, em que não temos o tempo necessário para o trabalho de luto e em que nossas tristezas muitas vezes são vistas como sinal de fraqueza?

Antes dos sintomas, o falar

Em 2002, o pesquisador da Universidade do Arizona, Terri Farmer, começou a trabalhar com uma grande quantidade de adolescentes tidos como deprimidos. Durante suas entrevistas com os jovens, Farmer coletou uma série de queixas que estavam diretamente relacionadas à depressão, como raiva, fadiga e a característica dificuldade dos adolescentes em cultivar relacionamentos interpessoais. O que Farmer não esperava era que a literatura acadêmica, à qual recorreu para o diagnóstico e compreensão do quadro depressivo, estivesse tão incompleta.

Segundo Farmer (2002), o problema das pesquisas científicas a respeito da depressão não residia na qualidade dos trabalhos. Ao contrário disso, o pesquisador destacou a importância dessas pesquisas por buscarem a compreensão da sintomatologia da depressão e seus desdobramentos cognitivos – como seus efeitos na memória, percepção, raciocínio etc. A grande questão, segundo o autor, era que a literatura acadêmica dificilmente ia além desses pontos para a compreensão do transtorno depressivo.

Após seu longo trabalho com adolescentes e uma revisão sistemática da literatura, Farmer apontou que era preciso entender o jovem, também, a partir da fenomenologia. Em outras palavras, Farmer destacou a importância que os familiares e profissionais da saúde precisam dar em relação àquilo que a pessoa deprimida tem a dizer e o contexto no qual ela está inserida – isso, segundo o autor, seria tão importante quanto ter o conhecimento dos seus sintomas ou gatilhos emocionais.

Em relação ao contexto, Farmer destaca que entre jovens isso se torna ainda mais crucial, pois é comum que nesses grupos tais tipos de queixas ou sejam ignoradas ou não sejam observadas com a atenção que deveriam. Em outras palavras, Farmer pontua que uma visão restrita a respeito da depressão permite que pais, amigos ou profissionais da saúde resumam a experiência da pessoa deprimida não à sua individualidade e aos contextos que enfrenta, mas a um simples *checklist* de sintomas.

Exemplo da importância do contexto para a compreensão do quadro depressivo, destaca o autor, pode ser visto especialmente em ambientes familiares. Em lares de pessoas com um quadro depressivo, por exemplo, é comum observar dificuldades relacionais, comunicação empobrecida, tensões das mais diversas, punição por meio da violência, abuso e negligência. Além disso, a probabilidade de existência de outros casos de depressão é maior em ambientes que já possuem esse ou outro diagnóstico em saúde mental.

A partir de agora, você já tem uma noção do que é a depressão, como identificá-la, seu surgimento e diferenças em relação à tristeza e ao luto. No entanto, embora eu tenha dissertado a respeito dos pormenores da depressão, ainda não mostrei como ela se manifesta na prática, isto é, *na fala* das pessoas que enfrentam esse transtorno cotidianamente.

Pensando nisso, selecionei as sete frases ou pensamentos mais comuns que alguém diagnosticado com depressão tem e gostaria que todos soubessem, a partir da minha experiência como psicólogo clínico e da pesquisa realizada por Terri Farmer (2002).

"Eu não consigo simplesmente parar de me sentir assim"

Já sabemos que a depressão é uma condição psicológica grave. Logo, conselhos, exigir força de vontade, dietas, livros ou prática de exercícios físicos não resolverão o problema. Tente pensar por outra perspectiva: se fazer todas essas coisas já é algo difícil de ser feito por pessoas sem nenhum histórico de doença ou transtorno mental, imagina para quem sair da cama é visto como um enorme desafio.

Sair da posição de conselheiro ou de detentor do conhecimento pode ser frustrante e desesperador para quem convive com alguém com depressão. Entre familiares, por exemplo, é muito comum o sentimento de raiva entre pais ao ver que seus filhos não estão seguindo seus conselhos ou não possuem reações positivas mesmo com todo o suporte material ou educativo que tentam repassar.

Esse sentimento de raiva ou de frustração é compreensível e esperado que aconteça, mas é preciso que se tenha paciência. A depressão possui cura, mas ela não virá da noite para o dia, a partir do primeiro comprimido de um antidepressivo ou da sessão de psicoterapia inicial.

É preciso que se entenda que aquele que é diagnosticado com o transtorno é o que mais está sofrendo nessa relação e, infelizmente, a pessoa não consegue parar de se sentir assim, como se um botão de otimismo e esperança pudesse ser ativado e desativado em suas cabeças.

"Eu nem sempre tenho uma razão clara para me sentir deprimido"

Nas nossas vidas, podemos ficar tristes se o time de futebol pelo qual torcemos perde a final de um campeonato, se a promoção tão esperada no trabalho não acontece ou se brigamos com alguém de quem gostamos muito.

Uma pessoa com depressão também pode se sentir triste pelos mesmos motivos, mas muitas vezes pode não haver nenhuma razão em específico para ela se sentir assim ou, ainda, ela não sabe explicar os motivos que a levaram ao adoecimento. Isso pode parecer estranho para alguém que não convive com a doença, pois em alguns casos a pessoa que tem depressão tem uma família que a apoia, um cargo importante e bem remunerado em alguma empresa e até mesmo pode ser reconhecida por sua competência em seu trabalho.

Contudo – conforme relatado no capítulo anterior –, a depressão pode atingir qualquer pessoa, de modo que, apesar de improvável, mesmo alguém com um bom status socioeconômico, um trabalho bem remunerado e com suporte familiar também está suscetível a essa doença. Assim, tenha em mente que os motivos que levaram alguém a desenvolver um transtorno mental podem ser diferentes daquilo que desejamos ou que visualizamos como socialmente aceitável.

Para finalizar, não se sinta mal caso alguém próximo a você não te conte o porquê de estar se sentindo deprimido – pode ser que, naquele momento, nada de anormal tenha acontecido, a pessoa não tenha as respostas ou mesmo não se sinta confortável em compartilhar isso com você em um dado momento. De todo modo, é fundamental que você continue se mostrando presente e construa um ambiente acolhedor para que essa pessoa deprimida possa se expressar livremente quando se sentir à vontade.

"Algumas vezes eu posso me sentir como uma companhia inconveniente para você"

É comum que uma pessoa com depressão passe mais tempo sozinha e isolada do contato com os outros, sejam eles seus amigos, sejam sua família. Essa pessoa sente suas energias tão baixas que mesmo levantar da cama exige um grande esforço, de modo que preferem a solidão do conforto de seus edredons e lençóis.

A falta de energia para realizar atividades que antes pareciam simples tarefas cotidianas é um dos sintomas mais comuns e diferenciais para se realizar o diagnóstico de depressão. Esse esgotamento ou falta de energia pode advir, em grande parte, de dois determinantes: o primeiro ligado à natureza dos transtornos depressivos (é esperado que a pessoa se sinta assim); enquanto o segundo refere-se a um fator social: a pessoa depressiva se sente como um fardo para as outras à sua volta.

Esse modo de se sentir, evidentemente, tem origem no fato de a pessoa depressiva sentir-se deprimida na maior parte dos seus dias, mas vai além, referindo-se, também, aos estigmas a respeito do transtorno que essa pessoa internalizou para si de modo inconsciente.

Em outras palavras, a pessoa depressiva além de não se sentir bem em razão de seus sintomas, ainda sofre com o modo como *imagina* ou *sente* que é vista por seus pares: uma pessoa preguiçosa, imprestável ou sem força de vontade. O conjunto desses fatores tem como resultado fazer com que a pessoa depressiva se sinta como um fardo, uma inconveniência ou um grande peso a ser carregado por aqueles que estão à sua volta.

Assim, para evitar o conflito ou por não querer incomodar, essa pessoa passa a crer que o melhor que pode fazer é se isolar, não ter amigos ou relações em que precise expor suas frustrações, angústias e tristezas que julga como inconveniências. Por outro lado, seus momentos de alegria são vistos como insignificantes e igualmente deixam de ser compartilhados.

Desse modo, um primeiro ponto a ser ressaltado diz respeito à importância de que amigos e familiares evitem se comunicar por meio de frases que reforcem os estigmas daqueles que possuem um transtorno mental (como as já citadas na introdução deste livro).

Além disso, o exercício de paciência e de reafirmar o quanto essa pessoa é importante naquele círculo social em que está incluída - mesmo que isso tenha que ser feito mais de uma vez - é fundamental para que se obtenha aquilo que Winnicott chamará de "estabilidade ambiental" (FULGÊNCIO, 2020).[1]

"Algumas conquistas que você pode considerar pequenas, são grandes para mim"

Mesmo que você não tenha ansiedade, depressão ou qualquer outro transtorno mental, imagino que não seja tão simples deixar o conforto da própria cama todos os dias de manhã para sair para o trabalho ou mesmo não sentir algum tipo de nervosismo diante de situações sociais inesperadas, como conhecer a equipe de um novo emprego ou ir sozinho para uma festa. Se essas situações já são um tanto quanto complicadas para pessoas sem nenhum diagnóstico clínico, para aqueles com depressão essas atividades soam quase como impossíveis.

O fato de perder o prazer pelas pequenas coisas em suas vidas, junto ao humor depressivo e os estigmas sobre os transtornos mentais, faz com que a pessoa deprimida prefira o conforto de seu lar aos conflitos imprevisíveis que podem surgir conforme vivemos nossos dias.

---

1 Em resumo, para Winnicott, estabilidade ambiental se refere aos cuidados individuais para com o sujeito e a continuidade destes com o tempo.

Isso não significa, porém, que não vão existir dias que essa pessoa desafiará a si mesma e tentará, contrariando às expectativas, sair de casa ou, de algum modo, viver alguma relação social, seja entre amigos, namorados ou familiares. Nessas situações, fique atento e evite comentários que, mesmo que possuam uma boa intenção, ironizem o tempo e o modo como a pessoa com depressão se sente ou lida com seus próprios sentimentos (Exemplo: "uau, ele finalmente levantou da cama", "ele saiu do seu casulo"; "tá fazendo o que aqui?"; entre outros).

Desse modo, é necessário que pais, amigos ou cuidadores tenham em mente que tarefas aparentemente simples ou banais não soam assim para todas as pessoas. Levantar-se da cama de manhã nem sempre é fácil, ainda mais para alguém que possui um transtorno mental que te impele a continuar a viver isolado dos outros ao seu redor. Essas conquistas, que podem parecer insignificantes ou pequenas para nós, são coisas grandiosas para alguém com depressão e precisam ser reconhecidas.

"Eu também posso ter dias bons"

Alguns dias após a morte de Chester Bennington, vocalista do Linkin Park, por suicídio, fãs e curiosos passaram a compartilhar uma foto do cantor sorrindo e se divertindo entre amigos algumas horas antes do ocorrido com um grande ponto de interrogação. A imagem, conforme algumas interpretações da época, seria incompatível com o diagnóstico de depressão do vocalista.

Chester Bennington não foi uma unanimidade entre tal tipo de julgamento nas redes sociais. Outros nomes famosos, como Robin Williams e o DJ Avicii também foram vítimas de comentários duvidosos ou maldosos após suas mortes. A grande pergunta por trás desse debate era a de como uma pessoa que enfrenta um transtorno tão debilitante pode sentir qualquer sentimento relativo à felicidade?

Um dos maiores mitos a respeito da depressão é o de considerar que a pessoa depressiva não pode experenciar outros sentimentos em sua vida que não sejam os de angústia e tristeza. Em outras palavras, se uma pessoa com depressão um dia saiu de sua casa ou foi vista sorrindo entre amigos ou familiares, significaria que ela, necessariamente, não teria um transtorno mental.

Para responder essa questão, é preciso dizer o óbvio: a pessoa que tem depressão é uma pessoa normal, como qualquer outra. Ou seja, essa pessoa, mesmo que se sinta triste a maior parte dos dias, também tem sentimentos e emoções ligadas a alegria, raiva, surpresa, medo ou nojo.

Por muito tempo, o mito da depressão como um estado de tristeza intermitente dificultou os diagnósticos clínicos sobre o transtorno. Em exemplos práticos, isso fez com que familiares e amigos deixassem de sugerir e incentivar acompanhamento médico e psicológico para aqueles diagnosticados com depressão, colocando empecilhos e entraves ao prognóstico positivo da doença.

Além disso, outro efeito desse mito se dá entre as relações interpessoais da pessoa depressiva. Em razão dos estigmas criados sobre os transtornos mentais, muitas vezes amigos ou colegas de classe ou trabalho evitam entrar em contato ou conversar com um amigo com depressão por acreditar que aquela pessoa só trará conteúdos negativos, tristes ou trágicos sobre si mesmo.

Ao contrário disso, a depressão não implica necessariamente que uma pessoa não possa sorrir ou não estar em companhia daqueles que a amam, embora essa seja uma tarefa muito mais difícil para ela do que para qualquer outra pessoa.

"Eu estou fazendo o meu melhor para sair dessa"

Um dos estigmas mais frequentes a respeito da depressão é de que a pessoa com esse transtorno não possui força de vontade. Em resumo, se diz que a pessoa em sofrimento está confortável na posição em que se encontra e deseja continuar a viver do mesmo modo.

Diferentemente do que se imagina, a pessoa com depressão é a que mais se esforça para conseguir se reerguer, ignorar seu transtorno e seguir sua vida. Contudo, por razões sobre as quais a pessoa não tem total controle, é impraticável que isso seja realizado de uma hora para outra, como se fosse possível simplesmente mudar seu *mindset* e deixar de se sentir do modo como se sente de forma instantânea, como clicar em um interruptor.

É preciso ter em mente que a pessoa com depressão vive uma batalha diária contra seu próprio transtorno e, na maioria das vezes, não sai vitoriosa dele. Mais do que palavras de incentivo ou tentar ver o lado bom da vida, a depressão demanda escuta, paciência e, claro, acompanhamento com profissionais da saúde mental.

"Eu posso não me sentir seguro nas minhas relações"

O ambiente familiar é, para a imensa maioria das pessoas, sinônimo de porto seguro. É em casa que as pessoas passam a maior parte do tempo com outras pessoas que amam, compartilhando espaços, experiências e tempo. Para uma minoria, por outro lado, o ambiente familiar pode ser sinônimo de insegurança e ansiedade.

Essa minoria, representada especialmente por aqueles mais jovens, compreendem o ambiente familiar como um local de ausência de cuidado e amor. Para essas pessoas, a ausência frequente dos pais ou cuidadores de casa pode ser interpretada como um sinal de abandono. Além disso, a constante comparação feita entre os filhos torna o ambiente familiar um local visto como competitivo e, por consequência, de difícil convivência.

A incerteza em relação ao ambiente produz como resultado uma maior retração do jovem, que não se sente confortável em relação ao local que, em tese, deveria ser seu refúgio. Mais do que oferecer conforto material, é preciso também dar à pessoa, especialmente aquela deprimida, espaço para escuta e acolhimento.

Lembre-se: é comum que pais, amigos ou cuidadores se sintam sobrecarregados no cuidado de pessoas deprimidas. Para estes casos, é recomendado que o cuidador também passe, se possível, por um acompanhamento psicoterapêutico.

4. O que fazer e o que não fazer?

> *Uma escuta atenta, verdadeira, exige uma disponibilidade permanente em relação ao outro e uma série de qualidades ou virtudes como amorosidade, respeito aos outros, tolerância, humildade, gosto da alegria, gosto da vida, abertura ao novo, disponibilidade à mudança, persistência na luta, recusa aos fatalismos, identificação com a esperança, abertura à justiça. (FREIRE, 1996, apud KOHAN, 2019, p. 82)*

Agora que você já sabe algumas das principais coisas que seu colega, amigo ou familiar com depressão enfrenta e gostaria que você soubesse, podemos pensar juntos em formas de como ajudá-los. Antes de dar essas dicas, porém, temos que ter em conta que, em decorrência de anos de uma educação pobre em relação à saúde mental, solidificamos conteúdos e práticas que podem não ser as mais recomendadas no cuidado com essas pessoas.

Pensando nisso, precisamos não só aprender novas estratégias, mas desconstruir as anteriores, que repetimos de modo consciente ou não. Assim, vamos seguir este capítulo inicialmente com exemplos do que *não fazer* para depois entrarmos nas dicas do que realmente podemos *fazer*.

As dicas dadas a seguir são resultado de uma prática clínica de casos voltados à depressão, e também de pesquisa realizada com mais de 150 profissionais de saúde mental que endossaram os itens abaixo como importantes ou essenciais no cuidado relacionado a pacientes deprimidos (LANGLANDS et al., 2008).

Ao prover os "primeiros socorros" em pacientes com um quadro depressivo, o caminho para a busca de ajuda profissional especializada é facilitado, possibilitando maiores possibilidades de uma evolução positiva do quadro da depressão.

O que não fazer?

Pensar que a culpa é sua

Mesmo com todas as dicas, ensinamentos e terapias do planeta, uma pessoa, estando com depressão ou não, irá se frustrar ou se chatear em algum momento de sua vida. Assim como não podemos apontar dedos para alguém que sofre de depressão por seu estado de saúde, você não pode assumir que toda a culpa é sua por ela estar sentindo o que sente.

Falar para a pessoa depressiva melhorar ou apenas superar sua condição

Já falamos bastante sobre isso e conhecemos as consequências da criação de estigmas sobre as pessoas com transtornos mentais. Frases como "melhore" ou "supere" estão carregadas de boas intenções, mas não ajudam a pessoa que está em sofrimento. Ao contrário, tendem a atrapalhar a evolução desse quadro.

Minimizar ou comparar sua experiência com a de outras pessoas ("você não parece tão mal para mim")

Em uma conversa que você tenha com alguém com depressão, evite, ao menos em um primeiro momento, comparar suas experiências pessoais com as da pessoa deprimida.

É totalmente compreensível que você também tenha passado por dias nebulosos ou de muita dificuldade, mas é preciso ter em mente que um diagnóstico de depressão é um diagnóstico único, em que cada pessoa lidará com suas angústias e sintomas de uma maneira diferente. Além disso, é importante salientar que a depressão se trata de um transtorno mental que ultrapassa situações tristes ou dias mais difíceis. Em resumo, mesmo que você já tenha passado por um episódio de depressão, aquilo que serviu para você pode não funcionar para o outro. Nesses casos, entenda a experiência da pessoa como única e busque respeitar o modo como ela se sente e interpreta seus sintomas.

Evite frases como: "*eu também passei por dias ruins, mas fiz isso, aquilo e mais aquilo outro e no dia seguinte me senti melhor. Você deveria tentar o mesmo*".

Ser super protetivo ou encorajar a dependência

Não é porque uma pessoa tem um diagnóstico de depressão que ela não pode mais realizar nenhuma atividade em sua vida, pelo contrário. O suporte, o acolhimento e a empatia são válidos e necessários, mas lembre-se sempre de dar *autonomia* para que essas pessoas possam resolver seus próprios conflitos e fazer suas próprias escolhas, como acontece com qualquer outro indivíduo.

Forçar a pessoa a fazer algo que ela não queira

Pode parecer óbvio não forçar uma pessoa a fazer algo que ela não quer. Porém, a partir do momento que alguém deprimido perde o interesse nas coisas que antes lhe proporcionavam prazer, aqueles mais próximos a elas buscam se agarrar em algo como forma de negar a doença ou como forma de incentivar a pessoa a sair dessa situação. A depressão em uma pessoa querida é uma situação frustrante para amigos e familiares, assim como para a própria pessoa deprimida – e forçar alguma atividade, seja ela qual for, pode facilmente ser interpretado como algo negativo e prejudicar o relacionamento entre essas pessoas.

Mais do que isso, ao invés de pressionarem, é importante que os familiares e amigos da pessoa deprimida demonstrem que estão disponíveis para conversar ou retomar as antigas atividades que realizavam juntos no tempo em que a pessoa estiver pronta ou preparada para isso.

Usar um tom de voz condescendente ou paternalista

Precisamos entender que alguém com depressão ou com qualquer outro transtorno mental é um ser humano como qualquer outro e sente as mesmas coisas que uma pessoa que não possui um transtorno mental. Desse modo, mesmo que a pessoa depressiva ocupe uma posição de maior fragilidade, agir de um modo paternalista ou condescendente precisa ser evitado (e não só nessas relações, como em qualquer outra, diga-se de passagem). Ser condescendente implica em uma relação que pressupõe superioridade de uma das partes, ignorando vontades, desejos e a voz da outra pessoa.

Tentar "curar" a pessoa ou ter todas as respostas

Nem sempre temos os melhores conselhos, respostas ou ideias que sejam compatíveis, seja para uma pessoa com um transtorno mental, seja para uma pessoa que não os tem. Muitas vezes, no ímpeto em ajudar aqueles que amamos, podemos "meter os pés pelas mãos", isto é, queremos resolver algo que nem mesmo temos ideia do que é ou o que deve ser feito. Lembre-se sempre de que a cura é um processo que demanda tempo e que nem sempre teremos respostas para todas as perguntas. Em vez, disso, por que não propor perguntas?

O que fazer?

Estudar sobre depressão e outros transtornos mentais

O primeiro passo – e talvez o mais importante – para ajudar uma pessoa depressiva é se educar a respeito da depressão e dos demais transtornos mentais (como ler este livro!).

A partir do estudo e da leitura, é possível compreender de modo mais abrangente o universo da pessoa diagnosticada com depressão, além de visualizar mais claramente preconceitos ou julgamentos morais que podemos ter e nem mesmo nos damos conta.

Junto a isso, a educação em transtornos mentais cumpre seu papel ao auxiliar na compreensão dos primeiros sinais ou sintomas da depressão que, de outra forma, poderiam ser interpretados com as velhas fórmulas do estigma. Achar que é frescura ou resumir a experiência da pessoa deprimida como se ela estivesse apenas passando por um ou outro dia ruim são caminhos que, majoritariamente, levarão a intervenções negativas ao prognóstico da doença.

Explicar o que é depressão, caso a pessoa não saiba

Uma das principais funções da educação é a *transmissão*. Em outros termos, ao nos educarmos a respeito da depressão e demais transtornos mentais, podemos repassar esse conhecimento para os outros ao nosso redor, como familiares, amigos, escola e trabalho ou mesmo para a própria pessoa que sofre de depressão, caso ela não tenha compreensão a respeito desse transtorno.

Lembre-se sempre: antes de repassar essas informações, busque criar um espaço de escuta para que a pessoa possa se sentir acolhida e à vontade para expressar suas angústias e incertezas, além dos seus próprios conhecimentos a respeito da depressão. Explicar a depressão e falar a respeito da seriedade desse transtorno podem vir em seguida, baseado sempre em fontes confiáveis e científicas a respeito dos transtornos mentais e evitando o uso de falas ligadas à religião ou opiniões de outras pessoas que não sejam profissionais da saúde mental.

Permitir que a pessoa fale sobre a depressão

Ao contrário do que se possa imaginar, é preciso abrir espaços para que a pessoa (e a sociedade como um todo, numa visão mais otimista) fale sobre depressão, suicídio, entre outros transtornos mentais, de forma franca e sincera. Paradoxalmente, isso não contribui para que os índices de depressão cresçam, mas justamente o contrário. A pessoa que encontra uma escuta qualificada junto a um espaço acolhedor sente-se muito mais segura para comentar sobre o modo como se sente e como procura lidar com seus problemas. Falar sobre depressão pode fazer com que a pessoa deprimida tenha suas angústias abrandadas, além de diminuir suas barreiras para a busca de ajuda profissional especializada.

Encorajar a pessoa a falar aquilo que sente

Quase nunca a pessoa com depressão sente liberdade para falar aquilo que está sentindo em seu mais íntimo com amigos e familiares. Especialmente com estes, calar-se funciona como uma defesa ante o receio da pessoa em ser julgada ou considerada fraca ao expor seus sentimentos. Para reverter esse problema, é necessário que a pessoa deprimida encontre em suas relações um ambiente acolhedor e livre de julgamentos morais em que seja encorajada a dizer aquilo que está sentindo.

Entender que cada pessoa é única e sentirá seus sintomas de modo diferente

Embora os casos de depressão envolvam, em grande parte, humor deprimido, perda de prazer nas atividades, fadiga, entre outros sintomas característicos, cada pessoa irá sentir suas dores de um modo distinto de outra. Em outras palavras, é preciso entender que cada pessoa é única no mundo, vivendo em ambientes e contextos específicos, e é preciso respeitar o modo como ela interpreta suas próprias dificuldades, além de tentar encaixá-las em padrões estereotipados de um transtorno mental.

Se a pessoa não se sente confortável com você, encoraje-a a conversar com outro alguém

Quando falamos nas muitas revoluções que Lacan introduziu no ensino e na difusão da psicanálise, talvez a mais notável seja a importância que o autor dá à linguagem. Um dos alvos das críticas de Lacan em relação à linguagem eram os positivistas. Enquanto estes buscavam utilizar a lógica matemática para se fazer entender, Lacan, ao contrário, via que a essência da comunicação era justamente o mal-entendido. Mais do que uma das tantas afirmações polêmicas do autor, o que Lacan quer dizer, afinal, é que não existe uma fórmula exata para se comunicar, pois quando falamos algo, falamos de um determinado referencial (MILLER, 1987). Em resumo, todos nós, em algum nível, não nos fazemos compreender pelo outro exatamente da forma como gostaríamos. Quantas vezes não quisemos dizer algo e fomos mal interpretados ou a pessoa que nos ouviu entendeu uma informação totalmente diferente daquela que foi dita?

Um dos grupos em que é mais comum de se observar a discrepância entre o dito e o escutado é o de pais e filhos. É claro, é normal e esperado que existam conflitos e desavenças em suas relações – especialmente quando os filhos passam pelo período da adolescência –, no entanto, é preciso avaliar o quanto esse mal-entendido é algo tolerável para o outro a fim de se manter uma comunicação saudável, sobretudo quando se fala a respeito de casos de pessoas em depressão.

Nas situações em que a pessoa deprimida não se sente confortável em sua companhia ou a presença do mal-entendido ultrapassa os limites do aceitável, tente manter a paciência e não a pressione por respostas. Você pode ajudá-la procurando outra pessoa de confiança para que ela possa encontrar um espaço de acolhimento e escuta. Essa pessoa pode ser desde um outro membro da família, um amigo de sua escola ou universidade, até um profissional de saúde mental.

Respeitar a autonomia da pessoa em tomar decisões

É um erro comum no cuidado de pessoas com transtornos mentais que pais e amigos excluam essa pessoa da tomada de decisões. Essas escolhas podem ser desde coisas simples, como escolher uma pizza no fim de semana, até questões mais complexas, como a busca de um trabalho ou de um curso numa universidade. É preciso entender que mesmo que essa pessoa esteja em uma condição mental delicada, ela também é um ser humano livre que pode e deve ser o autor ou a autora de sua própria vida.

Respeitar a privacidade das informações que a pessoa compartilha com você

Hoje em dia, por uma série de razões, não costumamos dividir com amigos e familiares momentos de fraqueza, incertezas e angústias. Se isso já é difícil para quem não possui um transtorno mental, para aqueles com depressão dividir problemas torna-se uma tarefa muitas vezes agonizante. Nesse sentido, caso alguém confie em você para confidenciar seus sentimentos, nunca deixe de respeitar a privacidade dessas informações.

Em casos de urgência, em que existe necessidade de informar a situação a outra pessoa, busque primeiramente explicar para a pessoa deprimida o porquê você acredita ser necessário compartilhar essa informação. Além disso, lembre-se de dizer ao outro apenas o essencial sobre a pessoa que lhe confidenciou suas intimidades, não havendo necessidade de entrar em muitos detalhes ou temas mais pessoais.

É melhor ser uma pessoa em quem o outro possa confiar para ser escutado do que uma que oferece todas as respostas

É cultural a nossa vontade em querer ajudar os outros sempre que possível. De modo geral, não suportamos a ideia de ver alguém em dificuldade ou em sofrimento, e tentamos oferecer os melhores conselhos e lições de vida para que saiam da situação em que se encontram. A ideia de estender a mão ao próximo é sempre muito importante, mas para determinados casos precisamos repensar a forma como oferecemos essa ajuda.

Se para alguém com dificuldade financeira, por exemplo, um conselho pode ser extremamente útil, para alguém com um transtorno mental tal tipo de ajuda pode não ter a mesma efetividade. Mesmo que conselhos, ensinamentos ou lições tenham as melhores intenções, a eficiência destes para tirar a pessoa com depressão da situação em que se encontra é quase nula.

Apesar desse golpe em nossos narcisismos, isso não deve ser motivo para desânimo. Existe uma outra forma mais simples e interessante de ajudar além de oferecer todas as respostas: oferecer escuta.

Antes de tentar responder algo ou explicar para a pessoa aquilo que ela está sentindo, ofereça um espaço em que ela possa se sentir acolhida e confortável para se expressar livremente.

Lembre-se sempre de manter a postura de um ouvinte ativo, isto é, uma postura de alguém que está engajado na conversa, que faz perguntas, não interrompe a fala da outra pessoa, que procura ouvir mesmo que aquilo já tenha sido contado antes, que entende que ouvir as percepções de outra pessoa sobre um determinado tema pode ser ainda mais importante que eu mesmo falar o que penso.

Ser empático, persistente e paciente, mesmo que não seja recíproco

Alguém com um transtorno mental como a depressão pode, em um primeiro momento, recusar a ajuda oferecida, irritar-se com aqueles à sua volta que estão preocupados com sua condição ou podem preferir o isolamento ao receber qualquer forma de auxílio. Nesses casos, amigos, familiares ou cuidadores de forma geral precisam praticar a paciência e a persistência. Persistência – é preciso ressaltar – não no sentido de forçar que a pessoa fale, inclua-se num círculo social ou revele suas angústias. Persistência aqui refere-se à qualidade de estar sempre presente, promovendo um ambiente acolhedor, empático e sem julgamentos morais. Assim, mesmo que o contato com a pessoa com depressão num primeiro momento não seja recíproco, *aos poucos*, a partir desses três elementos, as defesas que a pessoa deprimida criou para proteger a si mesma irão começar a se afrouxar dia a dia, criando frestas para que as primeiras conversas aconteçam.

Em casos de ideação suicida, esteja presente

Em casos mais graves de depressão, pode ocorrer de a pessoa começar a apresentar pensamentos suicidas. É preciso compreender, em um primeiro momento, que esses pensamentos *não são* para "chamar a atenção" ou que "quem fala não faz", como se ouve no senso comum. Ao contrário, essas ideias são um sinal vermelho e devem ser tratadas com a máxima seriedade.

É preciso fazer com que a pessoa depressiva que tenha ideias suicidas sinta-se acolhida e ouvida a respeito daquilo que sente, e isso se faz dando valor e importância aos seus sentimentos.

Em casos mais graves, certifique-se de estar presente e jamais deixe a pessoa sozinha. Além disso, é imprescindível que essa pessoa realize acompanhamento terapêutico cotidianamente junto a psicólogo e psiquiatra.

Em emergências, ligar para o Centro de Valorização da Vida (CVV) gratuitamente pelo número 188.

Encorajar o tratamento psicológico e psiquiátrico

As dicas dadas até aqui, por mais valiosas que sejam, não podem servir como únicas formas de tratamento para a depressão. Dito em outras palavras, o trabalho a ser realizado com uma pessoa com depressão exige, além de um ambiente empático e acolhedor proporcionado por amigos e familiares, um *acompanhamento* a médio ou longo prazo com um psicólogo e um psiquiatra, este especialmente caso seja necessário utilizar medicação antidepressiva.

O acompanhamento terapêutico, ao contrário de antigos preconceitos, está longe de ser algo para "loucos" ou para aqueles que não conseguem lidar com os próprios problemas, como se costuma ouvir por aí. A terapia serve para todos aqueles que desejam amenizar as dores causadas por seus conflitos internos ou mesmo para aqueles que desejam conhecer melhor a si mesmos e ter uma vida mais de acordo com os próprios desejos.

Assim, o acompanhamento psicológico não é só indicado para quem sofre de depressão, mas também para amigos e familiares que prestam os chamados "primeiros socorros" dessas pessoas diariamente.

Lembre-se: não há vergonha alguma em pedir ajuda, pelo contrário, há coragem!

5. A questão do suicídio

> *Para que serve minha vida e o que vou fazer com ela? Não sei e sinto medo. Não posso ler todos os livros que quero; não posso ser todas as pessoas que quero e viver todas as vidas que quero. E por que eu quero? (PLATH, 2017, p. 59)*

Uma das maiores escritoras de todos os tempos foi Sylvia Plath – uma das poucas na história a ser agraciada com o Prêmio Pulitzer de Literatura após a morte. Plath, apesar de ser uma profissional de talento ímpar, suicidou-se no mesmo ano do lançamento do seu maior trabalho, *A redoma de vidro*.

O caso da morte de Sylvia Plath, além da sua tristeza imanente, também nos ajuda a entender algumas das muitas nuances que levam uma pessoa a cometer suicídio.

Plath, ao contrário dos estereótipos costumeiros a respeito da depressão, continuava ativa profissionalmente. No ano de sua morte, concluiu *A redoma de vidro*, e alguns anos antes havia lançado seu famoso livro de poesias, *The Colossus and other poems*.

Além do seu trabalho, Plath mantinha uma atenção cuidadosa em relação à sua aparência. Relatos da época indicavam que Plath estava sempre bem-vestida e maquiada, mesmo dias antes de sua morte (COOPER, 2003).

Os sinais da depressão, porém, existiam. Mesmo com boa aparência, Plath havia perdido muito peso desde o início deste último episódio depressivo. Estimativas indicam que a escritora perdeu cerca de dez quilos em seis meses.

Além disso, alguns dias antes de sua morte, Plath procurou ajuda de um amigo e um médico mais próximos. Nesse período, iniciou um tratamento medicamentoso, que, infelizmente, não foi o suficiente para impedir sua morte alguns dias depois.

O suicídio é uma questão que deve ser encarada como de saúde pública. No Brasil, mais de 10 mil pessoas morrem todos os anos de suicídio – número que representa uma média de 35 mortes por dia. Segundo relatório da OMS, o suicídio foi a quarta maior causa de morte entre os jovens de 15 a 29 anos, atrás apenas dos acidentes de trânsito, tuberculose e violência interpessoal (ROSCOE, 2021).

O que torna o ato do suicídio ainda mais grave é o fato de muitas vezes ele se manifestar de forma silenciosa. Para cada óbito provocado por suicídio há um número muito maior de tentativas. Enxergando pelo lado positivo, o suicídio pode ser evitado desde que algumas medidas sejam tomadas por amigos, familiares e, mais importante, pela sociedade como um todo.

Assim como no caso da depressão, a identificação de comportamentos suicidas é a primeira ferramenta a ser utilizada para a prevenção desses casos. Para isso, é fundamental que nos eduquemos também a respeito dessa problemática. Algumas campanhas nacionais, como a do Setembro Amarelo, têm justamente o propósito de conscientização/educação da população com o objetivo de prevenção do suicídio.

Segundo estimativas da OMS, cerca de 90% dos casos de suicídio podem ser evitados desde que haja oferta de ajuda especializada. Em geral, pessoas com pensamentos suicidas procuram ajuda em clínicas médicas seis meses antes de consumar o ato, mas não recebem o suporte adequado que deveriam (MARTINS, 2014).

É possível inferir que, caso houvesse maiores iniciativas voltadas à educação, como os debates nacionais suscitados pelo Setembro Amarelo, casos como os de Sylvia Plath, e tantos outros, poderiam ser evitados. Nesse sentido, é fundamental que a educação a respeito de saúde mental transforme cada leitor também numa voz ativa contra a depressão e o suicídio.

Mas como identificar alguém com pensamentos suicidas? Em primeiro lugar, é preciso entender quais os principais sinais e fatores de risco de alguém que está propenso a tirar a própria vida.

O suicídio está frequentemente associado com a depressão e seus sentimentos estão ligados, na maior parte das vezes, à tristeza profunda (humor depressivo), desesperança, ansiedade, uso de substâncias, dependência de álcool ou outras drogas, dor ou disfunções orgânicas.

Segundo Dalgalarrondo (2019), alguns dos fatores de proteção para o suicídio são: possuir uma boa saúde física e mental, ter perspectivas de futuro, possuir vínculos sociais significativos, ter um emprego e ter medo de atos tidos como violentos. Esses fatores por si só não eliminam o ímpeto autodestrutivo, mas são meios possíveis para o processo de prevenção deste.

Para melhor identificação da disposição ao suicídio naqueles que são mais próximos a nós, elaborei uma tabela com alguns dos pensamentos mais comuns de alguém que pensa nesse tópico. Fique atento: a rápida identificação de uma pessoa com potencial suicida é essencial para um melhor prognóstico e evolução desse quadro.

Pensamentos mais comuns de alguém que pensa em suicídio:

"Gostaria de dormir ou apagar por um tempo".

"Eu me sinto como um fardo".

"Eu não vejo nenhuma perspectiva de futuro para minha vida".

"Eu me sinto preso e preciso de uma saída".

"Ninguém se importa se eu estou vivo".

"Eu não sou o suficiente para ninguém".

"As pessoas que eu amo estariam melhor sem mim."

O que fazer?

> *O suicídio é um assunto de palavras. Palavras não ditas, palavras por dizer. (DUNKER, 2021, p. 222)*

Além da educação e conscientização a respeito da depressão e demais transtornos mentais, ainda há medidas práticas que podem ser tomadas para a prevenção do suicídio. Os itens que você verá a seguir foram baseados na cartilha *Suicídio: informando para prevenir* (2014) da Associação Brasileira de Psiquiatria (ABP).

Lembre-se sempre de que o tema deve ser tratado como algo delicado, mas autêntico, isto é, sem recorrer a soluções simplistas ou como algo da ordem do sobrenatural. É preciso, acima de tudo, o respeito e consideração em relação aos sentimentos da pessoa que pensa em suicídio.

Escuta acolhedora

Assim como nos casos de depressão, a primeira coisa a ser feita com uma pessoa que possui pensamentos suicidas é escutá-la atentamente. Ao contrário dos mitos a respeito do suicídio, falar sobre pensamentos de morte não incentiva a passagem ao ato, pelo contrário. Falar sobre aquilo que está sentindo contribui para a amenização do sofrimento e diminuição da tendência ao suicídio.

Saber onde buscar ajuda

Buscar ajuda é fundamental em qualquer situação. No caso de uma pessoa de tendências suicidas, esse suporte deve ser imediato. Nesse sentido, é importante vincular o sujeito às redes de cuidado ao seu redor. Por exemplo, saber onde, na sua cidade, localiza-se o Centro e Referência em Atenção Psicossocial (Caps), o consultório psicológico e psiquiátrico mais próximo, quais são os grupos de ajuda disponíveis em seu bairro, associações ou grupos de apoio e terapia grupal etc.

Encaminhamento a um profissional especializado

Identificar comportamentos suicidas é importante, mas é preciso ir além e buscar sempre realizar encaminhamento a um profissional de saúde especializado para tratar dos sintomas relativos à depressão e ao suicídio. O tratamento dessa pessoa deve, necessariamente, passar por acompanhamento psicoterapêutico de médio a longo prazo, além do uso de medicação antidepressiva na maior parte dos casos.

Estar sempre presente

Especialmente em casos mais graves, é fundamental que a pessoa com tendências suicidas esteja sempre acompanhada. Em outras palavras, é preciso se certificar de que essa pessoa jamais ficará sozinha em casa ou em seu trabalho, devendo sempre haver alguém em sua companhia.

Estar atento com objetos

No caso de pacientes suicidas, é fundamental que objetos que possam levar o sujeito a cometer o ato estejam seguros ou fora do alcance dessa pessoa. Por exemplo: guardar em locais seguros objetos cortantes e afiados, cordas, medicações depressoras do sistema nervoso central (opiáceos, benzodiazepinas e barbitúricos, por exemplo), bebidas alcoólicas etc.

Fazer as perguntas certas

Para avaliar o risco de suicídio, certas perguntas podem ajudar a compreender a dimensão do quadro, como: "Você tem planos para o futuro?"; "A vida vale a pena ser vivida?"; "Se a morte viesse, ela seria bem-vinda?".

Essas perguntas devem ser feitas com cautela e de maneira gradual, respeitando o tempo e os sentimentos de cada pessoa.

6. Como melhorar nossas relações por meio da escuta?

> *Quando sinto que fui ouvido e escutado, consigo perceber meu mundo de uma maneira nova e ir em frente. É espantoso como problemas que parecem insolúveis se tornam solúveis quando alguém escuta. (ROSENBERG, 2006, apud ROGERS, 2006, p. 129)*

Vez ou outra eu me pego pulando de um vídeo para outro no YouTube. Em um desses dias, parei na série *Fala que eu não te escuto*, criada pelo palhaço Cláudio Thebas. Num dos vídeos dessa série, Thebas está no seu carro percorrendo as ruas de um bairro qualquer, como se fosse um novo morador ou estivesse simplesmente perdido. Então, para saber onde fica o banco, o mercado ou a padaria mais próxima, Thebas faz aquilo que todos nós fazíamos antes da criação do Waze ou do Google Maps: estaciona seu carro e pergunta para alguém que está passando na rua como chegar nesses lugares.

Em um dos episódios da série, Thebas encosta seu carro no que parece ser a entrada de um condomínio e diz ao segurança em claro e bom som que "só vou ali na rua Piraí sequestrar o seu Antônio", no que o segurança responde educadamente algo como "pode ir, fique à vontade". Se não fosse cômico o bastante, mais tarde no mesmo vídeo, Thebas para em frente ao que parece ser um mercado e pergunta ao segurança algo como: "a gente vai estourar um caixa do banco Itaú, você sabe me dizer qual o mais próximo?", e o segurança passa exatamente as coordenadas para que o palhaço chegue ao local, sem qualquer questionamento àquilo que foi falado.

Os vídeos criados por Thebas tinham, ao menos a princípio, um claro objetivo de divertir. Quando paramos para pensar, no entanto, observamos que o propósito dessa série pode ir além do que apenas provocar o riso, mas reflexões.

Nos vídeos, podemos, em um primeiro momento, refletir o quanto as pessoas abordadas pelo palhaço estavam realmente prestando atenção em suas perguntas e não só repetindo algo que estão acostumadas a fazer todos os dias. É possível até mesmo dizer que essas pessoas realmente *escutaram* aquilo que o palhaço perguntou, mas não o *ouviram* de fato.

O grande mérito dos vídeos de Thebas, portanto, não é apenas a diversão pela diversão, mas que busquemos nos colocar no lugar de um dos muitos pedestres ilustrados nos vídeos e nos perguntar se estamos realmente abertos a ouvir os outros ou estamos apenas repetindo respostas automáticas.

Hoje em dia, nossas relações estão condicionadas à velocidade de nossas rotinas cada vez mais corridas e de tempos livres ainda mais enxutos. As conversas realizadas presencialmente são realizadas, em geral, entre uma tarefa e outra. Os celulares e as redes sociais, que romperam os muros e fronteiras da comunicação, passaram a ser vistos como instrumentos de conversas paulatinamente mais rápidas e instantâneas. Com as aberturas ao novo e o tempo cada vez mais restrito, criaram-se novos empecilhos para um tipo de comunicação mais profundo e que dê espaço para a imprevisibilidade própria à subjetividade humana.

Aqui, não me entenda mal, não faço uma crítica contrária ao uso da tecnologia, mas a um tipo de prática realizada a partir dela. Em geral, em razão das rotinas apressadas, a comunicação passou a ser impessoal, com a tecnologia tornando-se um acessório desta mentalidade típica americana *time is money*.

Pensando nesse paradigma – e voltando ao exemplo dos vídeos do Thebas –, não seria estranho caso uma pessoa próxima a nós fizesse a mesma brincadeira que o palhaço e nós lhe respondêssemos em padrão semelhante aos seguranças do mercado ou do condomínio mostrados nos vídeos.

A habilidade de estar presente e escutar o outro não são meros detalhes nas nossas relações, mas é o que implica que tipo de *vínculo* queremos construir. Por exemplo, se queremos ser pais melhores para nossos filhos, precisamos compreender que o fato de vivermos sob o mesmo teto e compartilharmos os mesmos genes não é o suficiente para garantir uma boa relação. É necessário perguntar rotineiramente: qual tipo de vínculo eu estou construindo?

Para uma melhor comunicação, é preciso ir além das provisões materiais, dos grandes conselhos ou dos melhores estudos. Entre as muitas coisas que podem ser feitas para melhorar um relacionamento, talvez a melhor seja estimular a criação de um ambiente seguro. Nesse ambiente, filhos, amigos ou colegas de trabalho devem se sentir livres para se manifestarem do modo que desejam, expondo seus gostos e desgostos, limites e aberturas, o que julgam certo e o que julgam errado.

O maior erro possível para uma estratégia de comunicação eficaz é o de assumir a posição daquele que tudo sabe. O exemplo clássico dessa posição de "sabichão" é o do líder de família que, por ser pai ou mãe, supõe que entende absolutamente tudo aquilo que os filhos são ou devem fazer, afinal "somos pais e entendemos mais da vida do que eles", como tantas vezes nós, psicólogos, ouvimos em consultório.

De certo modo, é quase como a música *Comida* dos Titãs que, acredito, você já deve ter ouvido alguma vez na vida.

A gente não quer só comida
A gente quer comida
Diversão e arte

A gente não quer só comida
A gente quer saída
Para qualquer parte...
(TITÃS, 1987)

Fora do círculo familiar, esse vínculo que podemos chamar de "não escutativo" pode ser visto também em relações entre amigos ou colegas de trabalho. Em redes sociais, como o WhatsApp, por exemplo, acostumamo-nos tanto a falar sobre nós mesmos que é comum que algumas de nossas conversas sejam exposições de pontos de vista que nunca são dialogados, como se estivéssemos numa sala com muitas pessoas falando alto sem que nenhuma esteja sendo ouvida de fato.

Ao refletir sobre a comunicação, Lacan ressaltou que, por vezes, as pessoas não conversam entre si, mas monologam entre si. Um dos casos mais graciosos de Lacan se deu quando um dos seus analisandos não parou de falar desde o segundo em que entrou no consultório do psicanalista francês. Após ter suas tentativas de intervenção frustradas, Lacan se retira da sala para atender a um telefonema ou tomar uma xícara de chá, mas pedindo ao paciente que continuasse o seu relato em sua ausência. Sabemos o quanto Lacan foi um pensador polêmico, e essa intervenção – que pode ser interpretada como grosseira –, por mais estranha que pareça, também possuiu um efeito terapêutico. Naquele momento, o paciente compreendeu que estava falando como se o psicanalista não estivesse ali, como se estivesse tentando calá-lo de alguma forma (LEADER, 1998).

Visualizando esses exemplos, chegamos à conclusão óbvia de que o modo como nos comunicamos com o outro determina a saúde de nossas relações. Se queremos ser ouvidos, precisamos antes ouvir. Se queremos relacionamentos melhores, precisamos estar presentes e praticar a escuta.

Mas, então, como escutar melhor?

Você com certeza já deve ter passado pela situação em que precisava desabafar com alguém sobre algo importante de sua vida e a pessoa contou uma experiência da vida dela, deu um conselho que não fez o menor sentido para você ou desconsiderou aquilo que você estava passando e rapidamente mudou o assunto daquela conversa. Ou, pensemos num cenário melhor. Pode ser que a pessoa até estivesse ali, mantendo o silêncio e esperando que você terminasse de falar, mas ela passou o tempo inteiro da conversa usando o celular ou fazendo qualquer outra coisa enquanto te escutava.

Nessas situações, é comum que sintamos, em um primeiro momento, uma completa indiferença da pessoa em relação a nós. É como se aquilo que estivéssemos compartilhando com o outro não tivesse valor ou que existissem outras coisas mais importantes a serem faladas ou resolvidas que, bom, não eram as nossas.

Essa *não escuta* – se podemos chamar assim –, caso recorrente, pode se tornar um problema ao fazer com que a pessoa implicada nesse tipo de relação passe a preferir o silêncio e o isolamento a ter que dividir sentimentos e angústias mais profundas que ela sabe que não serão acolhidas e respeitadas.

Assim, a não escuta pode produzir, entre outras coisas, sentimentos ligados à *frustração* por não termos nossas histórias, dores ou sofrimentos reconhecidos; *inibições* em nossas falas e relacionamentos em razão do sentimento de desvalorização que passamos a carregar perante o outro; e, mais grave, evoluir ao ponto que favoreça o surgimento de *transtornos mentais*, como a depressão e a ansiedade, por exemplo.

Tendo isso em vista, podemos assumir, portanto, que a escuta precisa ser repensada e posta em prática nas nossas vidas, a fim de melhorar nossos relacionamentos e evitar (ou ao menos contornar) o início de um sintoma ou um transtorno mental.

Essa escuta a ser posta em prática, como podemos assumir, vai muito além de ouvir o outro. Escuta significa silêncio, significa uma relação de troca que não é necessariamente uma concordância com tudo aquilo que o outro tem a dizer. A escuta envolve, ainda, reconhecer que, independentemente de quem sejamos, não somos portadores de uma verdade universal; implica entender que aquilo que o outro apresenta de *diferente* pode ser ainda mais importante do que aquilo que se tem de semelhante.

Daqui, podemos voltar à Grécia e pensar em Sócrates. Algumas histórias que circulavam entre os seguidores do filósofo dizem que uma das pessoas que o seguia, surpresa com a sabedoria do pensador de Atenas, subiu ao Oráculo de Delfos para tirar a derradeira dúvida: afinal, quem era o homem mais sábio da Grécia? O oráculo responde, sem hesitação, o nome de Sócrates, acalmando as dúvidas do seguidor, que leva a informação direto a seu mestre. Ao receber a notícia, porém, Sócrates não se vangloria do seu conhecimento ou do "título" recebido; ao contrário, revela que só sabe que nada sabe. Diante da imensidão do ser humano e do mundo, ter a consciência da limitação do próprio saber é a verdadeira sabedoria.

Escuta é assumir uma certa vulnerabilidade, e é por isso que ela pode ser tão difícil para algumas pessoas.

Numa analogia, podemos tomar a escuta como um músculo do nosso corpo, isto é, precisamos colocá-lo em movimento para que ele não atrofie, para que adquira força, resistência e volume. O exercício da escuta é o principal músculo de um profissional da área da psicologia, mas esse órgão não pode ficar restrito a essa classe profissional: qualquer um pode praticar a escuta e, desse modo, melhorar suas relações.

Para que essa escuta aconteça da melhor forma possível, é preciso que ela esteja baseada na tríade *empatia, acolhimento e informação*. Ou seja, empatia para que reconheçamos a diferença no outro, acolhimento para criamos um ambiente seguro para aquele que compartilha suas dores e informação para evitarmos o erro comum de querer dar respostas, quando a pessoa queria, na verdade, outras perguntas.

Comunicação não violenta

> *Minha teoria é que ficamos deprimidos porque não estamos obtendo o que queremos, e isso acontece porque nunca nos ensinaram a obter o que queremos. Em vez disso, fomos ensinados*

> *a ser bons meninos e meninas e bons pais e mães. Se vamos ser qualquer uma dessas coisas boas, é melhor nos acostumarmos a ficar deprimidos. A depressão é a recompensa que ganhamos por sermos "bons". Mas, se você quer sentir-se melhor, esclareça o que gostaria que as pessoas fizessem para tornar a vida mais maravilhosa para você. (ROSENBERG, 2006, p. 89)*

Um dos episódios mais marcantes da vida de Marshall Rosenberg se deu ainda no decorrer da sua infância. Durante uma das aulas na escola, o jovem Marshall foi vítima de comentários antissemitas de outros colegas de sua turma e, naquele momento, não soube como reagir a eles. Nunca ninguém havia se referido a Marshall assim e aquela forma de julgamento e violência dos colegas criaram marcas profundas sobre seu psiquismo. Mais do que isso, porém, o preconceito levantou dúvidas.

A grande questão para o jovem garoto era o porquê de algumas pessoas serem tão boas para ele, enquanto outras, como seus colegas de escola, eram tão más. O que motivava o surgimento de um ou de outro comportamento, afinal? Essa dúvida consumiu o então jovem Marshall e foi, anos mais tarde, um dos motivos principais que o levou a cursar psicologia na Universidade de Michigan.

Durante sua formação acadêmica, Marshall parecia, enfim, ter dado de cara com a resolução do seu problema. Na universidade, aprendeu que o que motivava um comportamento tido como inadequado ou não adaptativo era resultado direto de transtornos mentais, sendo o objetivo do profissional da psicologia a cura dessas patologias. Em outras palavras, uma pessoa era agressiva por possuir um desvio em seu caráter ou possuir uma tendência antissocial, por exemplo.

Mais tarde, porém, já formado e atuando como psicólogo, aquilo que Marshall aprendera na universidade pareceu deixar de fazer sentido. Ao contrário de ajudar, nomear qualquer tipo de reação agressiva ou inadequada como fruto de um transtorno mental não só não auxiliava as pessoas que procuravam a ajuda de Marshall, como criava entraves e estigmas sobre saúde mental. O então psicólogo visualizava aquilo que aprendera na universidade a respeito da natureza humana como uma forma de "terapia moral", utilizando a psicologia e a psiquiatria em propósitos que julgava absolutamente reducionistas.

Com a dúvida de sua infância cintilando em sua mente mais uma vez, Marshall passou a buscar outras abordagens para entender as motivações do comportamento humano. Em sua trajetória, o psicólogo foi convidado por muitos profissionais a transitar por diferentes áreas da psicologia. Após passar por diferentes projetos de pesquisa elaborou aquilo que chamou de comunicação não violenta (CNV).

A CNV é um método de pesquisa e comunicação desenvolvido por Marshall Rosenberg a partir do início dos anos 1960 com o objetivo de resolver conflitos por meio da empatia e compaixão.

A teoria de Rosenberg surgiu em oposição às velhas concepções psicológicas e psiquiátricas que buscavam compreender o comportamento violento ou inadequado como resultado único de um distúrbio mental. Para Marshall, mais do que uma classificação diagnóstica, a violência era, em muitos casos, fruto de um sistema de dominação com raízes sociais. No fundo, o autor solucionava sua dúvida surgida na infância ao explicar que sob todo ato existe uma necessidade e um pedido ocultos.

A CNV, ao contrário do que imaginam alguns dos seus leitores, não surge com o objetivo de dar fim a qualquer forma de desentendimento. A CNV compreende as relações humanas como propensas ao conflito e seu objetivo não é o de encarar qualquer desacordo como de cunho negativo. A CNV, resume Rosenberg, é uma técnica baseada na empatia para entender os sentimentos, necessidades e pedidos não atendidos ocultos por trás de um ato violento, inadequado ou hostil.

A técnica do psicólogo norte-americano busca, em suma, conectar e reconectar pessoas a partir da reflexão a respeito dos nossos verdadeiros desejos. A ideia de Marshall não é a de criar um manual definitivo da escuta ou da comunicação, mas que, por meio da reflexão a respeito de nossas vivências, possamos melhorar nossas relações.

Em resumo, Marshall sintetiza o processo da CNV em quatro passos essenciais: observação da situação, nomeação dos sentimentos, compreensão das necessidades e exposição do pedido para que essa necessidade seja atendida.

> *Como já vimos, todo tipo de crítica, ataque, insulto e julgamento desaparece quando concentramos nossa atenção em ouvir os sentimentos e necessidades por trás de uma mensagem. Quanto mais praticarmos isso, mais perceberemos uma verdade simples: por trás de todas essas mensagens que permitimos que nos intimidem estão simples indivíduos com necessidades insatisfeitas pedindo que contribuamos para seu bem-estar. (ROSENBERG, 2006, p. 118)*

Observe

O que o outro está falando que está me afetando? O que ela de fato fez ou falou? Neste momento, é importante que a observação esteja voltada aos fatos que aconteceram.

Sentimentos

Após observar o que a pessoa fez ou falou, o que eu senti? Raiva, medo, frustração? Neste momento, é importante que os sentimentos não se confundam com julgamentos a respeito da observação obtida.

Necessidades

Ao nomear os sentimentos, é possível identificar quais as necessidades pessoais não foram atendidas.

Situação hipotética: em vez de dizer "estou irritado porque você não fica quieto", substituir pela observação dos seus sentimentos e apresentação da sua verdadeira necessidade, como, por exemplo, "estou irritado com o seu barulho porque tenho uma prova amanhã e isso está atrapalhando os meus estudos".

Pedido

Depois de entender sua necessidade, é fundamental expor o pedido que atenda a sua necessidade.

Situação hipotética: quando uma mãe vê que seu filho deixa as louças sujas sobre a mesa, esta poderia dizer, por exemplo, algo como "Luís, quando eu vejo os pratos e copos sujos sobre a mesa eu fico irritada porque preciso de mais ordem no espaço que todos compartilham. Você poderia colocar as louças na pia ou na lavadora?".

Dicas para uma melhor escuta

A partir dos exemplos dados por Thebas e Rosenberg, podemos encerrar o capítulo com algumas dicas essenciais para manter uma melhor escuta e melhorar nossas relações. Esses ensinamentos podem e devem ser utilizados com pessoas diagnosticadas com depressão, mas se estendem a qualquer pessoa ou condição mental.

Não julgue

Nas nossas conversas cotidianas, é comum que, enquanto o outro fala, nossas cabeças estejam em outra dimensão, pensando já nas respostas que iremos dar ou julgando aquilo que o outro está nos trazendo como certo ou errado. Evidentemente, nem todas as conversas precisam ser ausentes de julgamento ou exigem um nível máximo de escuta (como o papo que trocamos com os amigos sobre futebol, por exemplo). No entanto, nossas relações de um modo geral se beneficiariam caso o velho hábito de julgar os outros durante suas falas fosse substituído pela prática da escuta – isto é, de compreender, antes de tudo, aquilo que o outro está dizendo.

Caso a conversa não consiga fugir de um julgamento ou uma tomada de decisão, espere a pessoa terminar de falar antes de desenvolver seus pensamentos e ideias.

Evite tentar provar o seu ponto todo o tempo

Quando sentimos que estamos certos numa discussão, é comum que passemos a ignorar aquilo que nossos parceiros, pais ou amigos têm a dizer que não comprove nossos pontos de vista. Pouquíssimas são as vezes, numa relação, que buscamos provas que demonstrem que não estamos certos. Escutar, como já relatado, envolve despir-nos de nossas certezas mais concretas e nos abrir para a experiência do outro, mesmo que ela não corrobore com nossos pontos de vista.

Se mesmo assim você sentir que está certo em relação a algo ou alguma discussão e a pessoa não quiser ceder, busque interpretar seu comportamento a partir de uma necessidade não atendida, conforme visto no item sobre a CNV. O que uma teimosia, raiva ou frustração quer nos dizer?

Lembre-se que comunicação eficaz não se faz concordando com tudo que o outro nos diz, mas escutando e trocando de forma saudável diferentes pontos de vista.

Esteja presente

Na correria do dia a dia, uma grande parte das nossas conversas passou a acontecer enquanto fazemos outras coisas (como aquelas conversas rápidas e concisas que temos no WhatsApp enquanto trabalhamos, por exemplo). Caso o seu tempo seja escasso ou a agenda esteja muito cheia, tente reservar pelo menos alguns minutos do seu dia para manter a atenção voltada exclusivamente para a pessoa com quem está conversando, evitando realizar outras atividades ao mesmo tempo.

Todos nós já vivenciamos o quão insultante é tentar conversar com um amigo, um chefe ou um colega de trabalho e essa pessoa não tirar os olhos da tela do computador ou do celular. Logo, mostrar-se disponível, mesmo que sejam poucos minutos durante o seu dia, é uma forma de demonstração de respeito e cuidado pela experiência do outro.

Pratique a empatia

A empatia, para Carl Rogers (2009), é a

> *capacidade de se imergir no mundo subjetivo do outro e de participar da sua experiência, na extensão em que a comunicação verbal ou não verbal o permite. É a capacidade de se colocar verdadeiramente no lugar do outro, de ver o mundo como ele o vê. (ROGERS; KINGET, 1977, apud GOBBI et al., 2002, p. 47)*

Colocar-se no lugar do outro não quer dizer que você tenha que concordar com tudo que ele tenha a dizer. A isso, chamamos de simpatia (exemplo: somos simpáticos com aqueles que torcem pelo mesmo time que os nossos ou que gostam das mesmas bandas e filmes que eu). A *empatia* é um conceito que vai além da *simpatia* e implica em reconhecer e acolher a diferença que temos em relação ao outro, colocando-se em seu lugar e reconhecendo seus sentimentos e angústias como válidos e reais.

Evite a telepatia

Todos já estivemos em uma situação em que conhecemos tanto o outro que quase podemos prever telepaticamente o que ele irá dizer. Ou, numa rápida olhada para a pessoa, já conseguimos entender o que ela está sentindo. Embora isso seja um sinal importante do quanto estamos presentes na vida dessa pessoa, recorrer à prática de adivinhar o que o outro quer dizer, oferecer soluções sem ser consultado ou dar respostas antes mesmo de ouvir os pontos de vista e perspectivas da outra pessoa pode se tornar um incômodo em longo prazo. Antes de fazer sugestões, sejam quais forem, opte por escutar o outro atentamente sobre o que ele está sentindo ou quer dizer.

Outras dicas

Anos após a produção dos vídeos que citei no começo deste capítulo, Cláudio Thebas reuniu-se com o psicanalista Christian Dunker no livro *O palhaço e o psicanalista* (2021). Nele, os autores conversaram a respeito da experiência que Thebas teve em sua série no YouTube e do modo como a escuta pode transformar vidas.

No livro, os autores defendem ser possível melhorar a escuta a partir de uma estrutura em *4 Hs*: hospitalidade, hospital, hospício e hospedeiro.

> *1. Hospitalidade: acolher o que o outro diz na sua linguagem e no seu tempo próprio.*
>
> *2. Hospital: cuidar do que se disse, como se cuida da relação entre os que se encontram debilitados.*
>
> *3. Hospício: permitir ser quem se é, abrindo-se ao estrangeiro, em nós e no outro, com todas as incoerências e contradições.*
>
> *4. Hospedeiro: carregar, compartilhar e transmitir a experiência vivida.*
>
> *(DUNKER; THEBAS, 2021, p. 97)*

A escuta pode, em muitas ocasiões, ser interpretada como algo cansativo. Para que eu estou perdendo meu tempo com bobagens? Por que esperar a pessoa terminar um raciocínio quando eu posso resolver a situação em um instante? Nesses casos, a escuta é interpretada como um mero tempo de espera entre aquilo que a pessoa diz e o meu falar.

Por outro lado, é possível sugerir visões diametralmente opostas: pensemos na escuta como uma viagem, por exemplo. Um cruzeiro de descoberta em direção ao estrangeiro, em direção a um oceano profundo, cheio de vida, mares e oceanos, em que eu só conheço a superfície.

Ou podemos interpretar a escuta como a leitura de um novo livro. Nele, vamos descobrindo diferentes personagens, uns mais interessantes, outros menos, ao longo de capítulos que podem ser infinitos, a depender do quanto eu me relaciono e permito me relacionar.

Analogias à parte, uma coisa é certa: a escuta é parte fundamental de nossas experiências com os outros e, a partir dela, podemos transformar nossas vidas.

Conclusão e sugestões de leituras adicionais

De modo geral, não é difícil encontrar literatura especializada a respeito da depressão. Hoje em dia, o tema tem ganhado cada dia mais notoriedade e mais pessoas têm escrito sobre essa forma de ser, estar e interpretar o mundo. Essa nova literatura emergente a respeito da depressão, é preciso destacar, possui grandes méritos. De principal, pode-se dizer que ela permitiu que muitas pessoas passassem a entender o que era o transtorno, reconhecer seus sintomas e realizar o diagnóstico precoce, o que facilita bastante o processo de evolução do quadro.

Por outro lado, tal tipo de literatura, em grande parte, resumiu a experiência de passar por um episódio de depressão como um *checklist* de sintomas. Em outras palavras, em muitos casos desses novos escritos a respeito do transtorno depressivo, ignorou-se o contexto que a pessoa deprimida enfrentava, assim como suas falas, medos e preocupações, abreviando toda sua vida a uma categoria clínica de um manual diagnóstico.

De certo modo, deixou de importar se a pessoa, por exemplo, está passando por um episódio de luto, um término amoroso ou a perda de um trabalho, mas se o seu humor deprimido ultrapassou as duas semanas para a realização de um diagnóstico de F32 no CID-10 ou, no DSM, a partir da numeração 296.

Esse tipo de literatura, não obstante, é bastante atraente. A partir dela, por exemplo, vemos as imagens brilhantes de comparativas entre o cérebro de uma pessoa "normal" e o cérebro de uma pessoa depressiva. Enquanto o cérebro normal é reluzente, o cérebro depressivo é apagado e sem vida.

O grande salto lógico para a resolução desses casos parece bastante óbvia: basta ingerir um medicamento que permita que o cérebro defeituoso possa funcionar do mesmo modo que o cérebro normal. Surge aí, também, a tese da depressão como resultado de um desequilíbrio químico no cérebro. Em outras palavras, assim que ajustada a quantidade de reações químicas de um cérebro, este deixaria de sofrer pela pessoa tão amada que se foi ou pela condição de vida insalubre e sem sentido que a pessoa leva diariamente.

O resultado dessa tese é fácil de ser visualizado numericamente em termos de consumo: cada vez mais pessoas estão tomando medicamentos antidepressivos em todo o planeta. No Brasil, entre 2014 e 2018, o consumo de antidepressivos e ansiolíticos teve um salto de mais de 20% (RIBEIRO, s/d.). Durante a pandemia, esse número cresceu cerca de 17% no país (AMÉRICO, 2021).

Desses dados, surge a óbvia pergunta: por que com o acesso facilitado à ajuda especializada e à medicação antidepressiva o número de casos de depressão continua crescendo de forma tão assustadora?

A resposta para essa pergunta também é simples, mas mais difícil de ser assimilada. Tomemos como exemplo uma doença viral como a gripe. Neste caso, há um vírus que provocou a enfermidade. Com a depressão, por outro lado, não existe um "vírus", ou seja, apenas uma causa, mas todo um conjunto de fatores que levou a pessoa ao adoecimento.

É importante salientar que a depressão não pode ser resumida apenas a um viés neuroquímico, de flutuações de níveis de serotonina, dopamina ou noradrenalina. Mais do que isso, a depressão tem a ver diretamente com o modo como vivemos e onde vivemos, o sistema político que nos governa, a facilidade que encontramos ajuda, o trabalho que exercemos, como e com quem nos relacionamos, interagimos e trocamos experiências etc.

Nesse sentido, ajudar uma pessoa com depressão pode envolver regulações químicas medicamentosas, mas resumir o transtorno a isso seria demasiado simplista. Ajudar uma pessoa com depressão envolve, sobretudo, reflexão. Se quisermos mudar os paradigmas da doença, é preciso que exista uma mudança na forma como nos comunicamos, como escutamos o outro (ou nos escutamos) e no grau de abertura que damos para que o diferente habite em nós.

Tenho a consciência, porém, que este livro é apenas uma das ferramentas para o auxílio de uma pessoa em depressão. É preciso, ainda, a desmitificação dos transtornos mentais como descolados da realidade social que vivemos cotidianamente, retirar ou ressignificar estigmas, facilitar o acesso à ajuda psicológica e psiquiátrica etc. Escutar, acolher e praticar a empatia podem ser apenas alguns dos passos, mas são importantíssimos para a mudança da realidade sob a qual vivemos.

Mas então, quais são os próximos passos? O que fazer em seguida?

Mais uma vez, não há um manual que indique detalhadamente aquilo que deve ou não ser feito. No entanto, algumas leituras complementares podem ser feitas para alcançar uma maior compreensão a respeito da depressão e formas de superá-la.

Aqui estão alguns livros que considero indispensáveis:

- *Comunicação não violenta*, de Marshall Rosenberg (Ágora, 2006). O autor aprofunda sua teoria da comunicação não violenta com muitos exemplos práticos de como aplicá-la.
- *O tempo e o cão*, de Maria Rita Khel (Boitempo, 2009). A autora visita a questão da depressão focando especialmente na sua temporalidade. Neste livro, Khel faz um diálogo constante com a psicanálise de Freud e Lacan e com as teorias de Henry Bergson e Walter Benjamin. Essencial especialmente para os profissionais da área de saúde mental.
- *Realismo capitalista*, de Mark Fisher (Autonomia Literária, 2020). O autor levanta a questão do aumento expressivo de diagnósticos de transtornos mentais no mundo nas últimas décadas e o associa ao

modo como nos organizamos em sociedade hoje. Leitura fácil e essencial para todos os públicos.

- *Lost connections*, de Johann Hari (Bloomsbury, 2018). Infelizmente ainda sem edição em português, este é um dos poucos ótimos best-sellers a respeito de saúde mental. Hari levanta a tese da depressão como resultado da ausência de conexões verdadeiras entre seres humanos e as organizações de um modo geral.

Epílogo

> *Aventurar-se causa ansiedade, mas deixar de arriscar-se é perder a si mesmo... E aventurar-se no sentido mais elevado é precisamente tomar consciência de si próprio. (MAY, 1986, apud KIERKEGAARD, 1986, p. 5)*

O processo de cura não é linear

Quando criança, era normal que eu tivesse ralados por todo o meu corpo. Os meus joelhos eram os que mais sofriam naqueles tempos, de tanto que eu me jogava no chão jogando bola, andando de bicicleta ou brincando.

Para essas feridas físicas, por mais que doessem (e como doíam), eu sabia que o que eu precisava era repousar e esperar alguns dias para que elas cicatrizassem e eu voltasse a fazer tudo outra vez.

As feridas emocionais são diferentes, mas possuem um mecanismo semelhante ao das feridas físicas. Mais especificamente, existem dois tipos de feridas emocionais.

Existem aquelas feridas emocionais que atuam quase que instantaneamente sobre o nosso bem-estar (como um comentário maldoso ou uma decepção amorosa) e existem também aquelas que demoram anos para se formar e demonstrar seus efeitos (como um trauma ou uma relação abusiva, por exemplo).

Nesse sentido, é possível dizer que antes de nos curarmos de um trauma ou de experiências negativas das nossas vidas, nós passamos por uma leve piora antes da mudança acontecer de fato. Isso porque, fazendo uma analogia, é como se fosse necessário cutucar a ferida para que ela pudesse enfim ser cuidada, remediada e cicatrizada.

Com a terapia isso não é diferente.

É normal se sentir impaciente com o processo ou ter a sensação de que, num primeiro momento, não há perspectiva ou possibilidade de mudança.

As mudanças, é claro, acontecem, mas assim como os meus ralados lá na infância, é necessário um tempo para que a nossa mente possa se reorganizar, recuperar as energias e começar tudo de novo (e melhor!).

Agradecimentos

De forma oficial, se posso dizer assim, a psicologia é parte da minha vida desde 2016. Contudo, se considerar todos os anos predecessores que me levaram a escolher esse caminho, posso acrescentar, no mínimo, mais uns dez anos nessa conta. Falo a respeito desse histórico porque acredito fielmente que de nada vale deter todo esse conhecimento se ele não puder ser compartilhado de alguma forma. Este livro é, portanto, uma forma de espalhar essa minha filosofia de vida para todos aqueles que estejam interessados em melhorar suas relações e se educar a respeito dos transtornos mentais.

Agradeço a todos que me acompanham diariamente pelo Instagram @felippeborgespsi, YouTube, Facebook e demais redes sociais, e que apoiaram a construção deste livro. Além disso, agradeço aos meus pais, amigos, colegas e professores que compartilharam livros, experiências ou mesmo palavras de incentivo para a construção deste projeto.

Em especial, gostaria de agradecer nominalmente à Tabatta Bertuzzi e Adriana Borges, que tornaram meu caminho um pouco mais fácil.

Redes sociais

Além deste livro, você pode encontrar outros trabalhos meus em minhas redes sociais.

YouTube: http://livro.link/ytfborges

Instagram: http://livro.link/igfborges

Referências

ABIA. **Dezembro Vermelho**: ABIA reedita slogan “Silêncio = Morte” e realiza campanha em defesa dos direitos das pessoas que vivem com HIV/AIDS. 27 nov. 2019. Disponível em: https://abiaids.org.br/dezembro-vermelho-abia-reedita-slogan-silencio-morte-e-realiza-campanha-em-defesa-dos-direitos-das-pessoas-que-vivem-com-hiv-aids/33665. Acesso em: 10 jan. 2022.

ABRATA. **O grande desafio na depressão**: superar o preconceito. 5 out. 2017. Disponível em: https://www.abrata.org.br/o-grande-desafio-na-depressao-superar-o-preconceito-3/. Acesso em: 14 nov. 2021.

AGÊNCIA EINSTEIN. **Por que os homens fogem dos médicos?** 30 set. 2020. Disponível em: https://www.uol.com.br/vivabem/noticias/redacao/2020/09/30/por-que-os-homens-fogem-dos-medicos.htm. Acesso em: 20 nov. 2021.

ALEGRETTI, Laís. **Farsa da meritocracia cria ressentimento explorado por populistas como Trump e Bolsonaro, diz professor de Yale**. 6 out. 2020. Disponível em: https://www.bbc.com/portuguese/geral-54373123. Acesso em: 16 fev. 2022.

ALENCAR, José de. **Iracema**. São Paulo: Penguin, 2016.

AMERICAN PSYCHIATRIC ASSOCIATION. **Manual diagnóstico e estatístico de transtornos mentais**: DSM-5. 5. ed. Porto Alegre: Artmed, 2014.

AMÉRICO, Tiago. **Venda de antidepressivos cresce 17% durante pandemia no Brasil**. 23 fev. 2021. Disponível em: https://www.cnnbrasil.com.br/saude/venda-de-antidepressivos-cresce-17-durante-pandemia-no-brasil/. Acesso em: 8 dez. 2021.

ANAMT. **30% dos trabalhadores brasileiros sofrem com a síndrome de Burnout**. 12 dez. 2018. Disponível em: https://www.anamt.org.br/portal/2018/12/12/30-dos-trabalhadores-brasileiros-sofrem-com-a-sindrome-de-burnout/. Acesso em: 10 fev. 2022.

ASSIS, Machado. **O alienista**. Rio de Janeiro: Antofágica, 2019.

ASSOCIAÇÃO Brasileira de Psiquiatria. **Suicídio**: informando para prevenir. São Paulo: Conselho Federal de Medicina, 2014.

BARNEY, Lisa J.; GRIFFITHS, Kathleen M.; JORM, Anthony F.; CHRISTENSEN, Helen. Stigma about depression and its impact on help-seeking intentions. **Australian & New Zealand Journal of Psychiatry**, [s.l.], v. 40, n. 1, p. 51-54, jan. 2006.

BERNARDI, Tati. **Depois a louca sou eu**. São Paulo: Companhia das Letras, 2016.

BRUNA, Maria Helena Varella. **Transtorno bipolar**. [s.d.] Disponível em: https://drauziovarella.uol.com.br/doencas-e-sintomas/transtorno-bipolar-2/. Acesso em: 21 fev. 2022.

BYRNE, Peter. Stigma of mental illness and ways of diminishing it. **Advances in Psychiatric Treatment**, [s.l.], v. 6, n. 1, p. 65-72, jan. 2000.

COOPER, Brian. Sylvia Plath and the depression continuum. **Jrsm**, [s.l.], v. 96, n. 6, p. 296-301, 1 jun. 2003.

CRIOLO. **Não existe amor em SP**. São Paulo: Oloko Records, 2011. Son., P&B.

DALGALARRONDO, Paulo. **Psicopatologia e semiologia dos transtornos mentais**. Porto Alegre: Artmed, 2019.

DIVERTIDA Mente. California: Pixar, 2015. Color.

DUNKER, Christian. **Uma biografia da depressão**. São Paulo: Paidós, 2021.

DUNKER, Christian; THEBAS, Claudio. **O palhaço e o psicanalista**. São Paulo: Paidós, 2021.

ESTIGMA. In: MICHAELIS. **Michaelis**: Dicionário Brasileiro da Língua Portuguesa. São Paulo: Melhoramentos, 2022. Disponível em: https://michaelis.uol.com.br/busca?id=bYQp. Acesso em: 17 ago. 2022.

FARMER, Terri J. The experience of major depression: Adolescents' perspectives. **Issues in Mental Health Nursing**, [s.l.], v. 23, n. 6, p. 567-585, jan. 2002.

FISHER, Mark. **Realismo capitalista**. São Paulo: Autonomia Literária, 2020.

FREUD, Sigmund. **O mal-estar na civilização**. São Paulo: Penguin, 2011.

FULGÊNCIO, Leopoldo. **Por que Winnicott?** São Paulo: Zagodoni, 2020.

GOBBI, Sergio et al. **Vocabulário e noções básicas da abordagem centrada na pessoa**. São Paulo: Vetor, 2002.

GOFFMAN, Erving. **Notas sobre a manipulação da identidade deteriorada**. Rio de Janeiro: Ltc, 1988.

HARI, Johann. **Lost connections**. Londres: Bloomsbury, 2018.

HARTMANN, Paula Benevenuto. **Atualizações sobre burnout pela OMS e suas implicações**. 25 jan. 2022. Disponível em: https://pebmed.com.br/cid-11-burnout-como-doenca-e-suas-implicacoes/. Acesso em: 4 fev. 2022.

HOMERO, Valquíria. HIV: 135 mil brasileiros não sabem que vivem com o vírus, diz Ministério da Saúde. **Poder 360**, Brasília, 1 dez. 2019. Disponível em: https://www.poder360.com.br/brasil/135-mil-brasileiros-nao-sasbem-que-vivem-com-hiv-diz-ministerio-da-saude/. Acesso em: 17 ago. 2022.

INTERNATIONAL ERGONOMICS ASSOCIATION. **What is Ergonomics?** Disponível em: https://iea.cc/what-is-ergonomics/. Acesso em: 11 fev. 2022.

JARO, Carlos Alberto Molina. **Transtorno distímico**. Disponível em: https://www.psiquiatriaweb.com/depressao/transtorno-distimico.html. Acesso em: 20 fev. 2022.

KHEL, Maria Rita. **O tempo e o cão**. São Paulo: Boitempo, 2009.

KOHAN, Walter. **Paulo Freire mais do que nunca**. Belo Horizonte: Vestígio, 2019.

KUPERMANN, Daniel; PAULA, Karin de. **Atendimento psicanalítico da depressão**. São Paulo: Zagodoni, 2020.

LANGLANDS, Robyn L.; JORM, Anthony F.; KELLY, Claire M.; KITCHENER, Betty A. First aid for depression: a delphi consensus study with consumers, carers and clinicians. **Journal of Affective Disorders**, [s.l.], v. 105, n. 1-3, p. 157-165, jan. 2008.

LEADER, Darian. **Por que as mulheres escrevem mais cartas do que enviam?** Rio de Janeiro: Rocco, 1998.

LOPES, Pablo de Oliveira. HIV e AIDS, passado e presente: os gays como representação social da doença. **Anuário Unesco/Metodista de Comunicação Regional**, [s.l.], v. 24, n. 24, p. 53-65, 21 out. 2020.

MARTINS, Adriana. **Suicídio deve ser tratado como questão de saúde pública, alertam pesquisadores**. 7 jan. 2014. Disponível em: https://portal.fiocruz.br/noticia/suicidio-deve-ser-tratado-como-questao-de-saude-publica-alertam-pesquisadores. Acesso em: 6 dez. 2021.

MAY, Rollo. **O homem à procura de si mesmo**. Petropólis: Vozes, 1986.

MIGUEL, Fabiano Koich. Psicologia das emoções: uma proposta integrativa para compreender a expressão emocional. **Psico-Usf**, [s.l.], v. 20, n. 1, p. 153-162, abr. 2015.

MILLER, Jacques-Alain. **Percurso de Lacan**: uma introdução. Rio de Janeiro: Zahar, 1987.

MINEKA, Susan; WATSON, David; CLARK, Lee Anna. Comorbidity of anxiety and unipolar mood disorders. **Annual Review of Psychology**, [s.l.], v. 49, n. 1, p. 377-412, fev. 1998.

MOREIRA, Virginia; TELLES, Thabata Castelo Branco. Experiências do estigma na depressão: um estudo transcultural. **Psico-Usf**, [s.l.], v. 13, n. 2, p. 233-241, dez. 2008.

ORGANIZAÇÃO MUNDIAL DA SAÚDE. **Depression and other common mental disorders**. 2017. Disponível em: https://www.paho.org/pt/topicos/depressao. Acesso em: 2 fev. 2022.

PEIXOTO, Guilherme. **Pesquisa da Uerj mostra que casos de ansiedade e estresse aumentaram durante a pandemia do coronavírus**. 11 ago. 2020. Disponível em: https://g1.globo.com/rj/rio-de-janeiro/noticia/2020/08/11/pesquisa-da-uerj-mostra-que-casos-de-ansiedade-e-estresse-aumentaram-durante-a-pandemia-do-coronavirus.ghtml. Acesso em: 10 nov. 2021.

PEREIRA, Mário Eduardo Costa. A "loucura circular" de Falret e as origens do conceito de "psicose maníaco-depressiva". **Revista Latino-americana de Psicopatologia Fundamental**, [s.l.], v. 5, n. 4, p. 125-129, dez. 2002.

PLATH, Sylvia. **A redoma de vidro**. Porto Alegre: Biblioteca Azul, 2019.

PLATH, Sylvia. **Diários de Sylvia Plath**: 1950-1962. Porto Alegre: Biblioteca Azul, 2017.

PRUDENCIATTI, Beatriz de Souza; FILHO, Heitor Felippe; GARCIA, Maria Eduarda Rodrigues. **Iracema na contemporaneidade**: o ser mulher e o ser mãe na adolescência. Disponível em: https://iracemaatual.webnode.page/. Acesso em: 4 jan. 2022.

RIBEIRO, Wandy. **Cresce em mais de 20% o consumo de antidepressivos no Brasil**. Disponível em: https://ictq.com.br/farmacia-clinica/1105-cresce-mais-de-20-o-consumo-de-antidepressivos-no-brasil. Acesso em: 7 dez. 2021.

ROSCOE, Beatriz. **Setembro amarelo**: Brasil registra 35 suicídios por dia em 2020. 1 set. 2021. Disponível em: https://www.poder360.com.br/brasil/setembro-amarelo-brasil-registra-35-suicidios-por-dia-em-2020/. Acesso em: 5 jan. 2022.

ROSENBERG, Marshall B. **Comunicação não-violenta**. São Paulo: Ágora, 2006.

SILVA, Anna Lúcia. **Efeitos da pandemia de Covid-19**: consumo de bebidas alcoólicas dispara em período de isolamento social no Centro-Oeste de MG. 21 fev. 2021. Disponível em: https://g1.globo.com/mg/centro-oeste/noticia/2021/02/21/efeitos-da-pandemia-de-covid-19-consumo-de-bebidas-alcoolicas-dispara-em-periodo-de-isolamento-social-no-centro-oeste-de-mg.ghtml. Acesso em: 5 fev. 2022.

SOLOMON, Andrew. **O demônio do meio-dia**. São Paulo: Companhia das Letras, 2020.

TITÃS. **Comida**. Rio de Janeiro: WEA, 1987. 1 CD. Faixa 2.

TUCHLINSKI, Camila. **Depressão será a doença mental mais incapacitante do mundo até 2020**. 10 out. 2018. Disponível em: https://emais.estadao.com.br/noticias/bem-estar,depressao-sera-a-doenca-mental-mais-incapacitantes-do-mundo-ate-2020,70002542030. Acesso em: 5 jan. 2022.

GRÁFICA PAYM
Tel. [11] 4392-3344
paym@graficapaym.com.br